中医师承学堂

# 苏永泉婴幼儿太极按摩真传

## （第二版）

苏永泉　著

中国中医药出版社
·北　京·

图书在版编目（CIP）数据

苏永泉婴幼儿太极按摩真传 / 苏永泉著 . —2 版 . —北京：中国中医药出版社，2018.1（2022.11重印）

ISBN 978 – 7 – 5132 – 4566 – 1

Ⅰ . ①苏…　Ⅱ . ①苏…　Ⅲ . ①小儿疾病—按摩疗法（中医）

Ⅳ . ① R244.1

中国版本图书馆 CIP 数据核字（2017）第 267606 号

---

**中国中医药出版社出版**

北京经济技术开发区科创十三街 31 号院二区 8 号楼

邮政编码　100176

传真　010-64405721

廊坊市祥丰印刷有限公司印刷

各地新华书店经销

开本 710×1000　1/16　印张 13.5　彩插 1　字数 195 千字

2018 年 1 月第 2 版　2022 年 11 月第 3 次印刷

书号　ISBN 978 – 7 – 5132 – 4566 – 1

定价　49.00 元

网址　www.cptcm.com

**服 务 热 线　010-64405510**

**购 书 热 线　010-89535836**

**维 权 打 假　010-64405753**

微信服务号　**zgzyycbs**

微商城网址　**https：//kdt.im/LIdUGr**

官 方 微 博　**http：//e.weibo.com/cptcm**

天猫旗舰店网址　**https：//zgzyycbs.tmall.com**

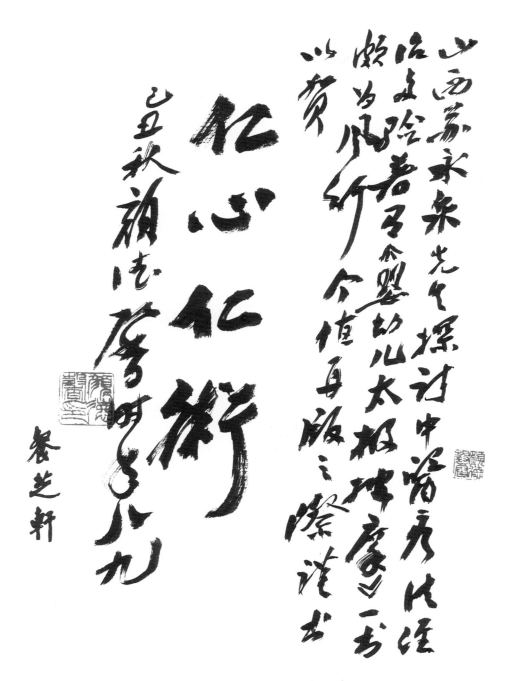

仁心仁術

山西蘇永梁先生探討中醫養生經驗，臨床陰陽著子合理，嬰幼兒太極推拿《》一書，賴為風行，今值再版之際，諸書，以賀。

乙未秋顏德馨時年八十九

餐芝軒

国医大师颜德馨为本书题字

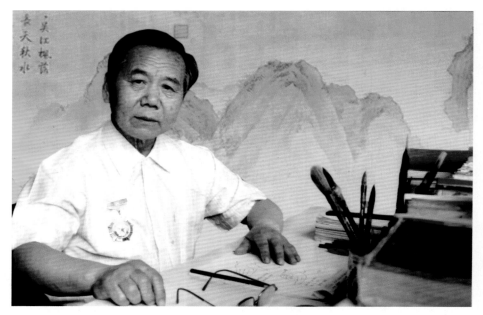

作者苏永泉近照

秋風起兮落叶飘
寒雪降于菊不凋
残烛夜深勤奋笔
老骥伏枥志意高

作者随性赋诗一首

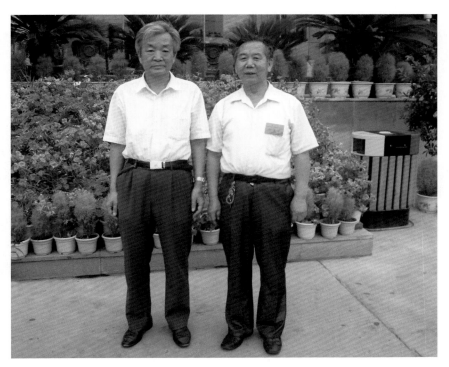

2009 年 7 月作者与国家科技部中医药
发展战略研究课题组组长贾谦（左）合影

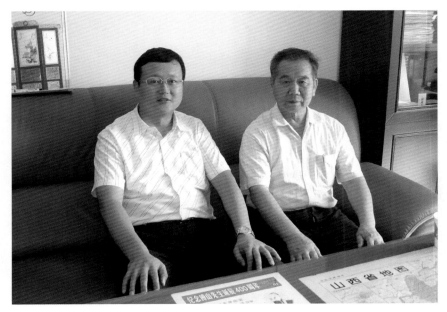

2009 年 8 月作者与山西省卫生厅中医药管理局文渊局长（左）合影

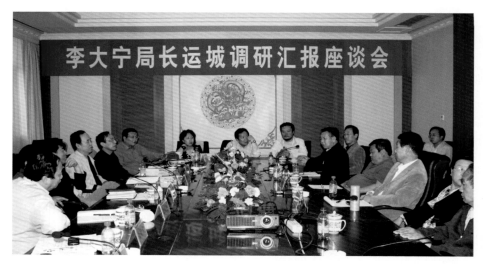

2009 年 4 月作者参加国家中医药管理局李大宁副局长
运城调研汇报座谈会并发言

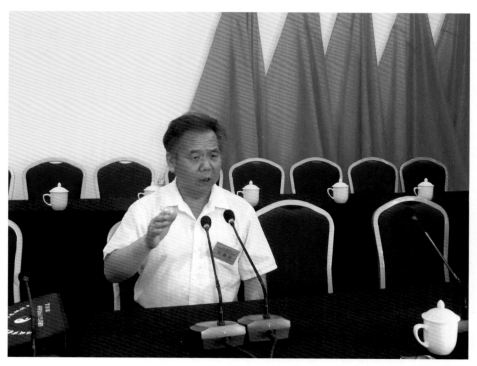

2009 年 7 月作者参加运城市民间中医学术研讨会并做学术报告

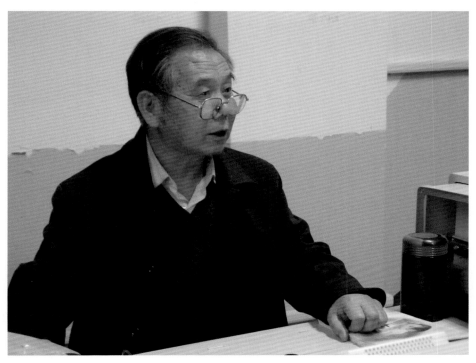

2009 年 11 月作者在山西中医学院给全科医师培训班学员授课

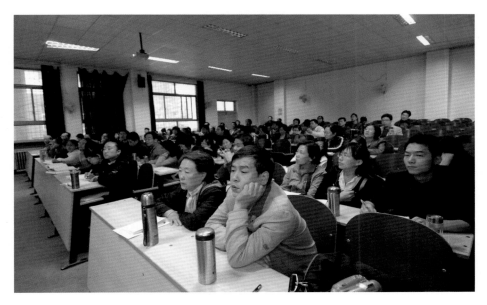

全科医师培训班学员听课现场

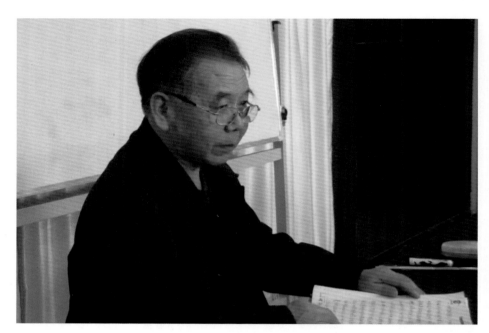

2010 年 12 月作者在北京讲学

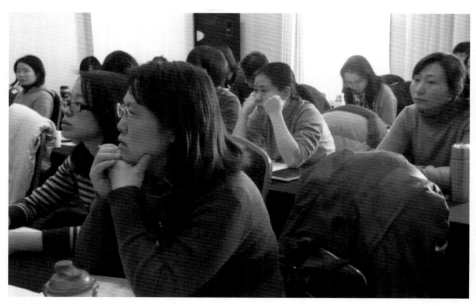

2010 年 12 月北京讲学现场

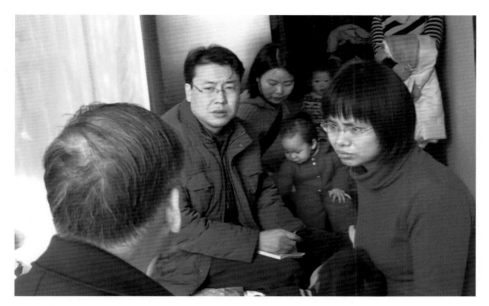

2010 年 12 月作者在北京义诊

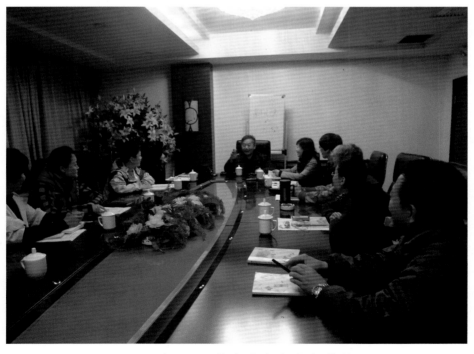

2011 年 10 月作者在乌鲁木齐讲学

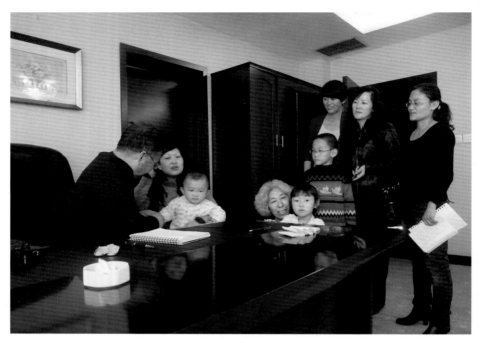

2011 年 10 月作者在乌鲁木齐义诊

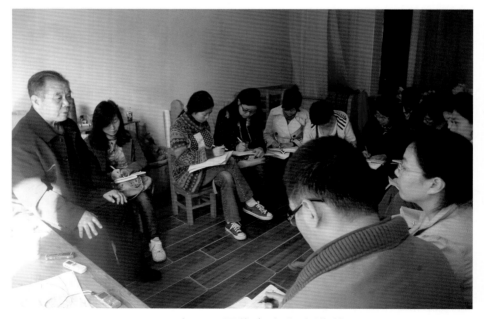

2011 年 11 月作者在上海讲学

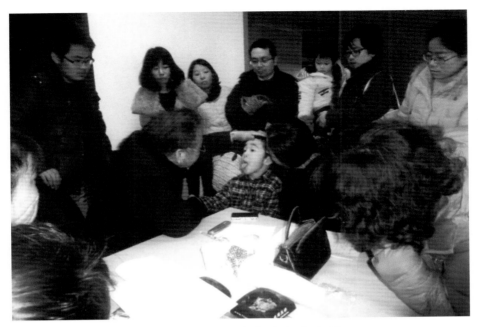

2011 年 11 月作者在上海义诊

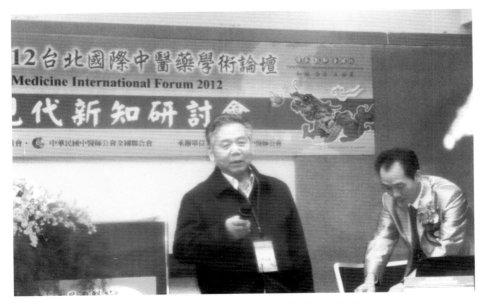

2012 年 3 月作者在台湾做学术报告

我生而羸弱多病，药疗食补未能康健。启蒙受教，虽倔强、执着、上进、立志效国，终因疾病缠身，读书至高二，学业未竟。深知身体之不健康，乃一生之大不幸；深悟幼年之健康，为一生健康之基石。失学的无聊与痛苦，又家境极度贫寒，孤儿寡母相依为命，人生茫茫，探求无路。为寻找自幼多病之根源，从当年地方儿科名医、两个老舅家找了木版《幼幼集成》和《幼科铁镜》《推拿广意》等书攻读。然中医著作浩如烟海，入门不易，攻读更难。无师传道、授业、解惑，处境困厄，举步维艰。在无力自拔的逆境中，偶遇民间儿医奇人，一针起死回生，一技制胜众医。奥妙玄机牵动了我的好奇心，于是侧身中医儿科，矢志不渝。

拜师学习小儿针灸，老师竟连经络、腧穴的名字都不清楚，全凭传承下来的经验，什么病症，从什么体位针刺就能治愈，成为全县家喻户晓的儿科"神医"。拜师学习婴幼儿太极按摩时，从外表上看老师的手似乎不动却效果奇特，求治者门庭若市。老师之术神奇、奥妙、绝密，我好奇、执着、孜孜以求。尤其学习婴幼儿太极按摩，历10年之久，不避寒暑风雨，爬越中条山，来回百余里。每年数十次走读实习，经严师耳提面授，深得其玄机密旨，遂继承了婴幼儿太极按摩的真传妙术。

中医博大精深，密藏在民间的许多绝技，多是先贤苦心孤诣，延传久远，疏而不全，或仅留技而失原论，溯源不易，解疑更难。随着读书稍多，知识渐长，临床见著，从中医理论得以释义，疑团解悟，遂愿将此太极按摩发扬光大，济世活人。

我承传授艺后，诊治第一个小儿肺炎，那是1969年大雪纷飞的除夕深夜，邻舍8个月的幼儿病急，求我去诊。诊见幼儿高烧，气急而发"吭吭"声，咳嗽、频喘、腹胀，诊为肺闭。急按先师所传，在相关体位上针刺两针，病情立见缓解，继针几针而病渐轻，共针刺3日而愈。1972年农历正月初七，另一邻舍2岁小女，高烧7日，众医施治虽烧退，却双目直视无神，气息奄奄，危在顷刻。我诊为慢风垂危，单独施以太极按摩术，片刻眼球始动有了神气，呼吸转归有了声息，共治5天渐次而愈。

神者，高超无量；奇者，绝妙非常。神医、神效、神仙之类叠加于中医的神奇，屡见不鲜。我仅于坎坷逆境拾零点滴，躬身研究。这雄辩的事实，经得起临床重复验证。任尔西医认为中医不科学非语云云，任尔坎坷逆境厄运途涯。一颗执着求知的心，终于找到了中西医从哲学源头上的分水而流。

于是从共振原理的理念结合传统中医理论，使婴幼儿太极按摩得到了理论上的解释。一鼓作气，从不懈怠颓废，随身带技，随处救治病儿。虽被诬陷入逆境，终于感动好心人，支援纸张墨水，在围墙高围的砖窑洞里，在蚊歌柔柔的轻音乐声中，完成了《婴幼儿太极按摩临床应用体会》长篇论文。于2002年4月15日在《山西中医》择发，遂引起学术界重视。又书文上荐卫生部，献给国家推广之。批文回山西省卫生厅后，受到省卫生厅郝光亮副厅长等有关领导和专家的重视与支持，尤其是山西省中医药管理局文渊局长组织了临床观察，并安排我在山西中医学院完成了书稿的写作。

　　在诸拾零之绝技中，拜师民间儿科名医"任化天"所学"婴幼儿太极按摩"，可谓极佳之医术。疗效独特，安全舒适，无痛、无副作用，深受群众好评。民间流传："小儿若要安，离不了任化天。"这是调治小儿脾胃失调，培扶元气的一种自然疗法。尤其对食积、厌食，以及进而形成的、被称为儿科四大难证的疳积，成为绝妙的防治方法。该法集医疗保健一体之卓效，手法又极为简单，每个母亲都能学会应用。能彻底提高小儿体质，让小儿少生病，健康成长。这不仅节约了大量医药费用，更重要的是对提高国人体质、富民强国，有其深远的意义；对世界卫生组织提出的降低全球儿童发病率，具有适时有效的实施推广价值。故本书以"婴幼儿太极按摩"命名，并将其对各种病证的作用与疗效，按教科书的层次浸渗在各章节中论治，又附病例、按语总结。但仅为本人临床见习，谬误和不妥之处在所难免，望同道不吝指出。

苏永泉

2012 年 5 月

# 特别告知

　　婴幼儿太极按摩术，本书虽然从理论上讲清了它的治病、保健原理及施术方法，而手法的具体操作、其用力的力度以及与呼吸频率的配合等，非具体地手把手地教授、亲身感受，则难以达到手到病除的程度。故办培训班具体面授，或有体弱多病的幼儿，可带幼儿前来治疗并接受指导，以便回家继续保健按摩巩固。确保达到增强幼儿体质、少生病、健康成长之目的。

　　特此告知，有意者请电话联系。

　　电话：13934529039

　　博客：http：//blog.sina.eom.cn/syqtjam

# 序

　　1992 年，我开始参与中医药发展战略方面的国家软科学研究。2002 年以来，在国家科技部领导支持下，每年完成一个中医药发展战略研究课题。在调研中发现，山西运城市卫生局一直非常支持中医药事业，早在 20 世纪 70 年代，运城就出了三位国际闻名的"土"中医：头针专家焦顺发、骨髓炎专家杨文水、长效麻醉专家任全保。改革开放后，时任运城卫生局局长焦顺发更大力发展中医，只要他看到某人用中医方法治好了一例疑难病患者，就承认他是中医，允许开专科诊所。后来，他的继任人周迎、田康立等依然大力支持中医。学西医的田康立副局长认识到中医的优越性，原本主管几方面工作，主动提出放弃其他工作，专管中医，制定了种种"土"政策，千方百计扶持有一技之长的民间中医。运城卫生局对中医的支持堪称全国卫生系统之典范。我们一再向中央、国务院建议把运城作为中医药的特区，运城也就成为我们课题组调研的重点，也因此认识了坚持婴幼儿太极按摩的苏永泉先生。

　　现今，许多人已经忘记了中医的各种非药物疗法，一提到中医，就是中药。《黄帝内经》指出，中医包括砭、针、灸、药、导引按跷等各种疗法，用药仅是其一种而已。而且，非药物疗法往往比药物疗法更先进、更快捷、更方便、更易于掌握。可惜，由于西方的文化侵略，中医惨遭践踏，后继乏人，后继乏术，民众几乎找不到好中医，更找不到高水平的擅长各种非药物疗法的中医。有人甚至说，今之中医高手尚不及百年前的庸医，哪里去找手到病除、药到病除的大医呢？

孩子是民族的希望，更是每个家庭的希望。今天，孩子一有不适就上医院打吊针、打抗生素。似乎不打针不吃药就不算给孩子看病，就对不起孩子。殊不知，吃药打针，当时缓解，却往往种下新的病根，也是西医方法论弊端的必然表现。其实，完全不必打针吃药，中医有的是办法。过去，几乎家家户户都会一招半式。我小时候常肚子痛，爷爷给我揉揉肚子就好了，往往揉着揉着我就睡着了。

为得到中医儿科专家任化天先生的秘传，苏永泉先生步行来回百里崎岖山路，拜这位民间"土"郎中为师。历时十年，数百次的跋涉，加上数十载的刻苦钻研，他掌握了一手可以治疗婴幼儿各种疾患的绝活，为无数婴幼儿解除了痛苦，避免了使用抗生素的诸多后遗症。这套手法疗效独特，安全舒适，无痛无副作用。苏永泉先生的诊所在省城儿童医院一街之隔的小巷里，小而简陋。为了向天下母亲推广这一简单易行、造福后代的治疗保健技术，面向社会举办了"母亲工程"公益活动，并多次到山西中医学院授课讲学。省城儿童医院等十几家大医院的专家、医护人员，为了不让自己的孩子受到抗生素的侵扰，经常来苏永泉简陋的诊所，请苏先生为自己的孩子治病；也有从广西、武汉、山东、河南、北京等在当地久治不愈的患儿来求治，都迎刃而解。尤其是这些家长中，已经有人学用苏先生的手法为自己孩子保健治病。这就是中医的特色，更是中医的优势。为人父母者，人人均可学会，可以不花一分钱就能保证自己孩子的健康，只是许多家长不知道，也不相信而已。

许多人总觉得中医太玄，太传统，太不科学。这大概是我国"精英"们的普遍想法。传统不等于落后！中医有诸多优势，远优于西医，西医还远没有发展到能够理解中医、解释中医的程度。更有人只相信文凭，没有文凭不准参加中医执业医师考试，遂使许多有绝技的中医流落民间，"非法行医"。其实，与院校教育相比，民间师承、家传更多培养的是临床"能力"。任化天先生就培养了苏永泉先生非药物疗法的能力，为婴幼儿治疗与保健立下了不朽的功勋！民间中医的功劳就是：保存、继承了学院派不屑一顾的中医绝技。所以，多年来，我们一直在为民间中医呼吁，呼吁国家重视民间中医，允许他们合法行医。

众所周知，绝招往往秘不外传，甚至在自己家也是传男不传女。然而，苏永泉先生却希望婴幼儿太极按摩术可以普及到每个家庭，使祖国的花朵受益，遂出版专著《婴幼儿太极按摩》，并多次举办培训班，使为人父母者皆能学会，则中华文化逐渐复兴矣！

苏永泉先生嘱我为《苏永泉婴幼儿太极按摩真传》一书写两句话，我这个中医外行本不敢当，但阅读该书，思绪万千：多年来，我们一直建议国家推广中医非药物疗法，而这本书正是中医非药物疗法知识的普及读物，其临床价值实为儿科医生所必备，其保健意义更为婴幼儿父母必读之教科书。唯希望它能家喻户晓，有病治病，无病保健，使祖国的"花骨朵"苗壮成长。对苏永泉老先生这一民间中医将其秘术公开之举，甚为敬佩，乐为之序。

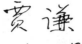

贾谦

2010.1.5

（国家科技部信息研究员，

国家中医药发展战略研究课题组组长）

# 序二

　　苏老永泉先生，山西芮城人，有古魏之遗风，所习婴幼儿太极按摩术，数十年矣。每每提及当年师傅身教之德，莫不唏嘘赞叹。独立先师之能，为身有感，丝毫不敢忘怀。每临证，则全神贯注，病孩一吸一呼之变，无不洞察于心，应之于手。所治患儿皆立效，重者轻减，轻者见愈。无一发而不中，盖积功力几十年矣。又不食病家饭，言师当年严格身教也。从运移并，遵嘱著书不辍，终于成就《婴幼儿太极按摩》一书。心存济世活人，救人有术，且先师所授，得以发扬光大。并极力批判抗生素之滥用现象，言其毒害之于小儿，有甚于鸦片毒害之于中华民族。言每及此，则愤然之色满布，而凄怆之情亦表，甚为忧国忧民。

　　时值深化医药卫生体制改革之前夜，得此书稿，尤为珍贵。其理其意倘能大行于世，则小儿看病难、看病贵诸问题必将有所缓解，而健康水平亦将有所提高。在经济体制深刻变革、社会结构深刻变动、利益格局深刻调整、思想观念深刻变化的背景下出此书，实大有功于黎民苍生。

　　为叙其言，故特为序。

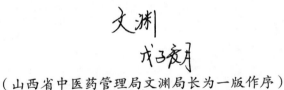

（山西省中医药管理局文渊局长为一版作序）

# 序
## 三

赞曰：圣人立德，其次立言，其次立功。苏老先生立德立言，已成大功。其抗生素之于中国儿童，有甚于鸦片之于中国人民的毒害一论，已在国内引起广泛反响。

美国明道大学校长讲了一个故事，一个人服了三年"利皮脱"（即立普妥，一种降脂药），因而得了胃癌，先手术后放化疗，又患了严重的贫血，即用 Procrit 治疗贫血，又得了肾衰竭，因肾衰竭上了洗肾机，一个星期洗了三次肾，人衰弱到极点，想起床，站不住，从床上摔下来，颈椎骨折断，当场死亡。死亡证书上的死因是：因事故而死，谁都不必负任何法律责任。

呜呼！美国人命，如此措乎！

自然形成谓之天道，依从天道谓之地德，依势而为乃是人欲。在物欲横流的时候，苏老能摒弃化学药物，独用非药物疗法——婴幼儿太极按摩术，挽病儿于沉疴之内，其历史意义之大，可为全球效仿。值此书再版之际，兼之痛悼化学药物之副作用，故再为之序。

（山西省中医药管理局文渊局长为再版作序）

# 序四

有同志对我说，西医内科三大法宝："没病维生素，有病抗生素，没招了用激素。"虽说是戏称，但也不是没有一点道理。

然而，我们知道，去年芬兰公布了一项研究重大成果：世界上最坏的东西是维他命，即维生素。维生素在水果蔬菜里是好东西，吃了对人有益，提取出来成为单体就不是好东西了，对人危害匪浅。

我们也已知道，抗生素对人有毒副作用，不是伤肝，就是伤肾，还会导致产生抗药性，多次使用后再用效果越来越小。青霉素用量由20世纪50年代几万单位到今天的几百万单位就是明证。今天还发现，大量使用抗生素会产生超级细菌，这种细菌不怕任何抗生素，无药可以制服之。造成德国疫情的产志贺毒素大肠杆菌就是典型例子，我国也已发现超级细菌。

卫生部官员在公开场合表示，抗生素毁掉中国一代人。中国人平均每年每人要挂8瓶水，是全球抗生素滥用最严重的国家。世界卫生组织的资料显示，中国国内住院患者的抗生素使用率高达80％，其中使用广谱抗生素和抗生素联合使用的占到58％，远远高于30％的国际水平。更令人触目惊心的是，我国每年有8万人直接或间接死于滥用抗生素，因此造成的机体损伤以及病菌耐药性更是无法估量。

《京华时报》曾报道，在三级医院中，抗生素占全部药品收入的30％左右，而二级医院可能达到40％。就住院患者而言，其花在抗菌药物上的费用更是占总费用的一半以上。我国每年因抗生素滥用导致800亿元医疗费用增长，同时致使8万病人因不良反应死亡；我国研制一个抗生素大约需要10年时间，而产生耐药病菌却在两年之内，未来可能呈现没有有效抗生素的可怕趋势。

儿科是抗生素滥用的重灾区。据北京儿童医院杨教授介绍，该院日门诊量近1万人次，其中1/3的孩子需要输液，而输液就有抗生素。据2009年对北京、上海、广州、武汉、重庆5家医院儿科门诊病人的调查，抗生素的使用量是同期国外儿科的2～8倍。

化学药物和抗生素皆有毒性。已发现耳毒性药物达100多种，药物致聋已成为我国聋儿的主要发病原因，7岁以下儿童因为不合理使用抗生素造成耳聋的数量多达30万，占总体聋哑儿童的30％～40%，而一些发达国家只有0.9%。在住院的感染病患者中，耐药菌感染的病死率为11.7%，普通感染的病死率只有5.4％。

我从18岁开始进入中医药界，先在贵州工作，后调入国家中医药管理局，最后在国家药监局退休，在中医药界工作了42年。据我所知，化学药物尤其是抗生素不是万能的。然而，电视上一出现治疗、抢救的镜头，必然是吊针输液，给国人造成的印象是：不打针不吃药就不算治疗！这助长了百年来国人的民族虚无主义和崇洋之风。事实上，自1835年西药进入我国以来，在我国上市的共七千余种药品，今天仍在使用的不过一千余种，六千余种都已淘汰了，可见西药并不见得"科学"。

如何防止抗生素滥用呢？甘肃省卫生厅为我们做出了榜样。刘厅长撰文说：卫生厅规定乡镇以上医院，每个医生每月抗生素使用量、患者自费药使用量等排队，抗生素使用排在前10位的，组织专家进行评估，对于不合理用药者要进行处罚。全省从去年到今年共处罚了一千四百多个大夫……每月把"四个排队"情况和不良业绩记录情况张贴在医院墙上，老百姓一看这个医生乱开药就不敢找了……抗生素使用率降下来，你得有个治病的东西，这样就得把中药用上去。

其实，中医不光用药，还有各种非药物疗法。在许多情况下，非药物疗法优于药物疗法：首先是非药物疗法几乎可以治疗各种疾病，却又几乎不产生毒副作用，可以使人们尤其是使婴幼儿远离抗生素；其次，非药物疗法几乎不要什么成本，可以减轻患者负担，也可以减轻国家负担。新中国成立前，承淡安先生培养了一万多名灸法人才，侯马谢锡亮先生就是其中佼佼者，谢老八十多岁高龄时还一再要求上一线治疗艾滋病。

我拜读了苏永泉老先生的书，深深为苏老的医术所折服。对于刚出生的婴儿、对于我们的儿童，使用抗生素真是罪过。甘肃省卫生厅的做法可以制止抗生素滥用，让我国所有母亲都知道抗生素的危害，都知道用太极按摩就可以解决婴幼儿的病痛，从而让所有孩子远离抗生素，保障儿童健康成长，岂非功德无量！

人们已经认识到滥用抗生素的危害，有人已经提出要研究替换抗生素的新方法。其实，什么方法也不如给孩子按摩而不用药。

希望全国每个家庭的药箱不要再存放抗生素，希望每个母亲都学会苏老的太极按摩，希望这本书成为中医院校的必读教材，如此，才是真正传承中医、弘扬中医。

感谢苏老传承了婴幼儿太极按摩，更感谢苏老将之成书，流传于世，造福婴幼儿，造福祖国的花朵。

路诗文

二〇一二年八月八日

# 目 录

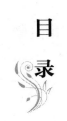

第一章　儿科基础知识 ………………………………… 1

第一节　中医儿科学的源流和发展及其对小儿脾胃病的
　　　　研究 …………………………………………… 3

第二节　小儿生理病理特点 …………………………… 5

第三节　保育与调养 …………………………………… 10

第四节　儿科病的诊断特点 …………………………… 16

第五节　儿科病的治疗特点 …………………………… 28

第二章　婴幼儿太极按摩 ……………………………… 31

第一节　肚脐概述 ……………………………………… 33

第二节　太极的理念与中医的升降出入理论 ………… 35

第三节　太极穴、太极按摩与太极疗法 ……………… 41

第四节　手法的发明及基本理论 ……………………… 42

第五节　新的理论发现及机理认识 …………………… 46

第六节　治病原理探讨 ………………………………… 50

第七节　手法和施术反应 ……………………………… 53

第八节　功能作用、治疗范围与注意事项 …………… 54

## 第三章　婴幼儿太极按摩的临床应用 ·········· 57

### 第一节　新生儿疾病 ······················· 59

一、不乳 ······························· 59

　　　　附：缺乳 ······················· 61

二、吐乳 ······························· 62

三、胎黄 ······························· 64

四、丹毒 ······························· 66

　　　　附：胎毒 ······················· 67

五、夜啼 ······························· 69

### 第二节　外感疾病 ······················· 72

一、伤风、感冒 ······················· 72

　　　　附：囟门着凉受寒 ············· 83

二、咳嗽 ······························· 83

三、乳蛾 ······························· 91

四、肺闭 ······························· 97

五、哮喘 ····························· 111

六、夏季热 ··························· 116

### 第三节　内伤疾病 ····················· 118

一、呃逆、干呕、嗳气 ··············· 118

二、呕吐 ····························· 119

三、腹胀 ····························· 121

四、腹痛 ····························· 122

五、便秘 ····························· 127

六、泄泻 ····························· 130

七、伤食、食积、厌食、疳积 ········· 141

八、自汗、盗汗 ····················· 154

九、鹅口 ····························· 156

附：口疮 ………………………………………… 158

第四节　传染病及其他疾病概述 ……………………… 159

　　一、传染病概述 ………………………………… 159

　　二、其他疾病拾零点滴 ………………………… 161

附　篇 ……………………………………………… 167

滥用抗生素——新的国难 ………………………… 169

用太极按摩远离抗生素，让全世界儿童少生病健康成长 … 178

婴幼儿太极按摩之正本清源 ……………………… 181

我国的小儿如何才能少生病、健康成长 ………… 184

跋 ………………………………………………… 190

方剂名录 ………………………………………… 192

# 第一章

## 儿科基础知识

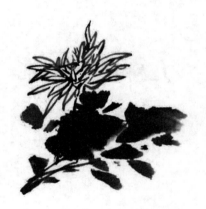

## 第一节　中医儿科学的源流和发展及其对小儿脾胃病的研究

中医儿科学是中医学的重要组成部分，与中医学的成长一样，其形成和发展源远流长，历代文献都有记载。随着科学文化的发展和社会的进步，儿科名家辈出，推动了中医儿科学的进一步发展，对婴幼儿的生理、病理、治疗诸方面的知识日益完善。同时先人发明了各种外治疗法，尤其小儿推拿一术自成体系，在儿科学中占有重要的地位。

就小儿脾胃病的研究进展来看，历代医家将其视为儿科病的重中之重。始从公元3世纪末、4世纪初，流传的第一部儿科学专著《颅囟经》，有小儿方药的记载。至《宋史·艺文志》始有师巫《颅囟经》二卷，书中论述了脉法及惊、痫、癫、疳、痢的证治，提出了对"疳疾"的证治认识。

隋唐时代的太医署还专设了少儿科，促进了儿科专业的发展。当时巢元方的《诸病源候论》还特别提出了"哺露候""丁奚候"乃由哺食过度伤于脾胃之诊。《后汉书》王符也曾提出"婴儿常病伤于饱也"，意皆相同。对于小儿疾病的病因、病理、证治，脾胃之重要阐述较详。

孙思邈的《备急千金要方》及《千金翼方》的"少小婴孺方"，重视小儿的喂养、调理、发育、日常卫生等方面的研究。后来隋唐医家逐渐研究总结了惊、疳、麻、痘儿科四大难证的治疗，对小儿饱伤于食演变为疳证论述较详。

宋代，中医儿科有了进一步发展。北宋时期，被尊为中医儿科一代宗师的名医钱乙著《小儿药证直诀》，创立了五脏虚、实、寒、热证治法则。他指出："疳皆脾胃病，亡津液之所作也。"设五味异功散、七味白术散、调中丸等以调治，并概括了小儿生理病理的特点："脏腑柔弱，易虚易实，易寒易热。"南宋刘昉的《幼幼新书》对疳疾又提出了五疳的辨证，即脾脏虚损，津液消亡，病久相传，至五脏皆损也。

元代朱丹溪则在钱乙的立方基础上，根据自己的丰富经验指出"乳下小儿，常多湿热、食积、痰热、伤乳为病"，而设"保和丸"以调治。元代儿科名家曾世荣，继承了老师刘直甫五世祖先的治疗经验，著《活幼心书》三卷，其中有一首歌诀中说："四时欲得小儿安，常要一分饥与寒，但愿人皆依此法，自然诸疾不相干。"这也成为传统的小儿保健方法。

明代名望很高的儿科世医万全，在钱乙脏腑虚实辨证的基础上黜"肝常有余，脾常不足""心常有余，肺常不足""肾常虚"的观点，提出五脏以胃气为本，赖其滋养，"如五脏有病，或补或泻，慎勿犯胃气"。又曰："调理脾胃者，医中之王道也。"治疗上"首重保护胃气"，并且意识到易虚易实而调治尚难，又根据"脏腑清灵，随拨随应"的儿科临床特点，首先应用推拿疗法于儿科，使早已散见的儿科按摩术渐成体系。根据这些经验总结，随后又出现了小儿推拿专著《按摩经》，并被杨继洲搜集整理在《针灸大成》等书中。其后又有《小儿推拿活婴秘旨全书》《小儿推拿秘诀》等书。其《小儿推拿秘诀》一书中所述"独小儿推拿尤得其传，转关呼吸，瞬息回春，一指可贤于十万师矣"，可见小儿推拿疗法对后世影响之大。

清代，对儿科影响较大的有夏禹铸的小儿推拿名著《幼科铁镜》。夏氏认为，有些小儿病可以推拿代药，把推、拿、揉、掐四种不同的手法比作药物的寒、热、温、凉四性。若推拿得当，就会收到与药物同样的效果。他还很重视灯火疗法，更加拓宽了儿科外治疗法的内容。

陈复正所著《幼幼集成》，更主张小儿勿轻服药，而应用综合疗法内外兼治，或单独外治，并认为"灯火疗法"为"幼科急救妙法"。

此法简便效捷、易掌握、极易推广，因而在过去，一般民间老年妇女都会使用。

此后相继出现、影响较大的《小儿推拿广意》《幼科推拿秘书》《保赤推拿法》《厘正按摩要术》，把小儿推拿推向一个崭新的阶段，使古之按摩而异名推拿，于儿科自成体系，成为中医儿科学中一项重要内容。同时，还出现了各种儿科的外治疗法，诸如捏积疗法、割治疗法、刺四缝疗法、拔火罐等。

就医学理论发展的角度来看，吴鞠通认为："古称小儿纯阳……非盛阳之谓。小儿稚阳未充，稚阴未长也。"由此建立了小儿"稚阴稚阳"的学说，使儿科学的理论有了进一步的发展，对于疾病的诊断、治疗更为重视。又如近代何廉臣的《小儿诊断学》提出："诊断为治疗之始，又为治疗之终，善诊断者善治病。"恽铁樵在其《近代中医流派选集》中说："小儿惊风，内因于停滞，外因于风寒、惊怖，单丝不成线，必三者为缘乃能致病。"

《黄帝内经》曰："脾胃为后天之本，气血生化之源。"概以上所见，中医儿科学在其形成、发展过程中，历代医家更多重视小儿脾胃病的研究，体现了中医儿科学的成长受中医理论指导的总则。

## 第二节　小儿生理病理特点

### 一、生理特点

#### （一）脏腑娇嫩，形气未充

古代医家通过长期的临床观察和实践，于隋代巢元方《诸病源候论》中已认识到小儿脏腑娇嫩，至宋代钱仲阳就明确地指出，小儿"五脏六腑成而未全……全而未壮"。阎季忠又进一步阐明，小儿"骨气未成，形声未正，悲啼嬉笑，变态无常"。后来医家们逐步认识到小儿"肺常不足，脾常不足，肾常虚"的特点。三者之间的关系：肾主禀受父母之精气，为先天之根底；肺主呼吸，而大气积于胸中，为后天之桢楫；脾为后天之本，气血生化之源，受纳水谷，摄取精微，补充先天肾之精气，促其发挥生命力，精气归于肺，增其治节出焉。且年龄愈小，三者之气愈弱。而完成这些生命过程，又赖其经络系统，内而五脏六腑，外之四肢百骸，协调联络贯通，推动着精、血、津液的输布。

从中医学阴阳的含义来看，阴是指体内精、血、津液等具有物质性的东西；阳是指体内功能的活动。小儿则无论在物质基础上和功能活动上，都处在柔嫩的阶段，未臻完善。清代吴鞠通著《解儿难》中倡导了"稚阴稚阳"的理论，认为"稚阳未充，稚阴未长"，总结了小儿生理的"脏腑娇嫩，形气未充"的基本特点。

（二）生机勃勃，发育迅速

由于脏腑娇嫩，形气未充，为了充实的迫切需要，而从体格、智慧，乃至脏腑功能渐向完善成熟方面发展。年龄愈小，这种发展的速度愈快。对这种生机蓬勃、发育迅速的特点，从阴阳的角度，古代的医家称为纯阳。另外，认为属阳的生机蓬勃，如日初升，如草方萌；而生长所需的水谷精微——精、血、津液常为不足。其阳生阴长，互为作用，柔嫩相济，又称为稚阴稚阳。两者则是一个问题两个角度的认识。

（三）生长发育，动态有常

从小儿时期生长发育来看，生长表示着形态量的增长；发育则表示功能活动的进展。两者关系密切，积量变到质变，而产生了动态变化的常量。这也是小儿生长发育不同于成人的特点。

关于这些生理变化的特点，随着年龄的增长，动态变量渐有不同。依据历代医家的经验总结概括如下：

**1. 胎儿期** 从父母阴阳相媾受孕到分娩共 10 个多月为胎儿期。此时胎儿在母腹全赖母之精气滋养，如《婴童百问》曰："婴童在胎，禀阴阳五行之气，以生五脏六腑，百骸之体悉具，必借胎液以滋养之，受气既足，自然分娩。"又说："若母妊之时，失于固养，形气不充。"《保婴全书》也说："妇人怀孕之月，大忌悲、忧、惊、怖，纵然得子必有前疾。"进一步强调了养胎、护胎和胎教的重要性。

**2. 初生儿期** 出生1个月内为新生儿期。此时小儿机体柔嫩，其反应特别灵敏，因刚开始接触外界环境，吮乳、受纳、寒温适从，稍有不适极易发病。因而需重视哺乳定时定量、保暖、防寒。

**3. 婴儿期** 从1个月到1周岁为婴儿期。这一阶段小儿生长发育很快，因而对营养需求量也大。3个月会翻身，6个月会坐，9个月会爬，1岁会牙牙学语。1周岁时体重约为初生时的3倍，身长约为1.5倍。但体格还很柔嫩，调节功能不健全，最易罹患诸疾。古人根据这些特点指出："乳贵有时，食贵有节。"过饱易伤脾胃，过暖易出汗而感受风寒，故又指出"若要小儿安，常着三分饥与寒"，以使小儿消化功能保持畅旺，肌肤得以外界环境的锻炼。9个月至1岁乳汁渐薄，要逐渐增加饭菜并开始断奶。

**4. 幼儿期** 1～3周岁为幼儿期。此时小儿体格发育较前缓慢，各种生理功能日趋成熟，动作、语言、思维发展迅速。但断奶后脾胃尚不能适从，对一些适口饭菜往往饮食自倍。肥腻、寒凉、煎炸食物任其恣食，伤而积滞，积久成疳多从这一阶段形成。因而饮食结构、节制调理更为重要。

**5. 幼童期** 3～7岁为幼童期。此时小儿生长发育较为缓慢，但与外界环境接触较多，智力发育较快，脏腑经络系统发育已趋完善。精气渐充，抗病力增强。应着重进行合理的教育，让体质行为向健康方面发展，使之成才。

附小儿发育一览表以资补充说明（表1）。

表1　小儿生长发育一览表

| 年龄 | 体格动作 | 语言智慧 |
|---|---|---|
| 胎儿期（从受孕到出生） | 一月胚，二月胎，三月血脉，四月形成，五月能动，六月骨成，七月毛发生，八月脏腑具，九月骨气入胃，十月百神备而生 | 此期受母之气血津液滋养，如母受惊则气乱胎动，故宜注意胎养胎教 |
| 初生儿期（1个月） | 初生儿正常体重为2.5～4kg | 对寒温饥饱有反应，尤其对惊吓敏感，易受惊而哭 |
| 婴儿期（1个月～1岁） | 体重6个月前平均每月增长600g，6个月～1岁增长500g。2个月能俯卧抬头，3～4个月俯卧时能抬起前半身，6～7个月能翻身独坐，8～9个月会爬，5～10个月开始出牙 | 2～3个月会笑能认母，4个月能笑出声，与人交流情感，5～6个月会无意识发出呀呀单音，7～8个月能发复音爸爸、妈妈……10个月能懂比较复杂的词语 |
| 幼儿期（1～3岁） | 1岁后平均每年增长2kg，1～1.5岁会走，前囟闭合，2岁会跑 | 1～1.5岁随前囟闭合会说话，表明自己的意愿，2岁能与人简单交谈，2～3岁有模仿能力 |
| 幼童期（3～7岁） | 此期生长发育较慢，但与外界环境接触较多，能独立活动、游戏 | 4～5岁能用完整的话说出自己的意思，7岁能较好地掌握语言，理解力、模仿力增强 |
| 儿童期（7～12岁） | 脏腑器官发育日趋完善，接近成人 | 对外界观察敏感，求知欲强，个性逐渐形成，要善于诱导和全面教育 |

附：

**1. 身高计算：**初生儿约 50cm，1 周岁可达 75cm；

2 周岁以后身高（cm）：年龄 ×5+75。

**2. 体重计算：**6 个月以下体重（kg）= 出生体重 + 月龄 ×0.6；

6 个月～1 岁体重（kg）= 出生体重 +6×0.6+（月龄 –6）×0.5；

1 岁后体重（kg）= 年龄 ×2+8。

## 二、病理特点

生理为其常，病理为其变。小儿的生理特点与病理特点与成人均有别。小儿的致病因素不越外感、内伤。肺娇皮薄，卫外不固，易患外感诸证；脾常不足而易积滞内伤，正邪相争，易化火生热，热灼津液，筋失濡养，又易生风抽搐，病多危急；若胎禀不足，又肾常虚，或若妊娠之期失于调养，或药物损伤胎气，往往遗患诸弱证或先天痼疾。小儿脏腑娇嫩，易虚易实，传变迅速；同时其脏腑清灵，又随拨随应，易于康复。

### （一）发病容易，传变迅速

小儿由于脏腑娇嫩、形气未充这一生理特点，尤其肺娇胃弱，寒热不能自调，饮食不知自节，皮薄肉嫩，卫外能力差，易感受外邪而罹患呼吸系统病证，诸如感冒、咳嗽、肺炎、哮喘等。胃纳有限，脾运不强，却生机旺盛，与营养需求量自成矛盾，往往饮食自倍。胃不和则浊气不降，脾气伤则清气不升，易罹患消化系统病证，诸如积滞、腹胀、腹痛、呕吐、泄泻、疳证等。

由于易寒易热的病理特点，其传变迅速，邪正相争，寒热虚实变化比成人更为迅速而错综复杂。常可在实热内闭的同时，转瞬间而出现虚寒外脱的危候。常见朝呈实热的阳证，而暮转虚寒的阴证。吴鞠通在《解儿难》中说："盖小儿肤薄神怯，经络脏腑嫩小，不奈三气发泄。邪之来也，势如奔马；其传变也，急如掣电。"当代儿科大家孙谨臣更做了形象的描述："小儿之恙，如没把流星，持之不住，握之不定。虚证不宜峻补，峻则壅滞中满；实证不宜猛泻，猛则克削伤正。必治实慎防转虚，治虚谨虑成实。如是者，斯可谓有先服，胸有成竹也。"《医宗金鉴·幼科杂病心法要诀》中也曾指出："小儿形质柔脆，易虚易实，如调治少乖，则毫厘之失遂致千里之谬。"因而根据小儿疾病变化迅速的特点，应抓住病机，随时施治，必须强调诊断正确，治疗及时，用药审慎果敢。明代万全在其《幼科发挥》中指出"邪气未除正气伤，可怜嫩草不耐霜"，以警示后人。

**（二）脏腑清灵，易于康复**

小儿病证少见痼病、宿疾，少有七情所伤而脏腑清灵。其生机活泼，反应敏捷，精力充沛，修复力强，若神志安定，常可不药而愈；或治疗及时，用药恰当，护理得宜，易于康复。《景岳全书·小儿则》就指出："其脏气清灵，随拨随应，但能确得其本而摄取之，则一药可愈。"

然而确得其本难，用药似箭中鹄心更难，毫厘之失遂致千里之谬者却不少见。古代医家则用其有利避其损，又研究了各种外治疗法，另辟蹊径，以维护方生之气。先师所研究发明之婴幼儿太极按摩术，即是为此而设，可谓千古绝技。

# 第三节　保育与调养

随着我国人民生活水平的提高，广大父母对小儿尤其婴幼儿的保育调养问题，提出了新的课题和要求。从胎教、胎养到优生，从合理喂养、保暖防寒到幼教启蒙，都有迫切的要求。其中往往出现过激偏执，一味追求科学营养配方，防微谨慎消毒保暖等，而失其自然，常使幼儿自调适从的能力大大降低。其结果，或事倍功半，或适得其反，临床上可谓屡见不鲜。因此本书从中医理论的角度，从历代中医儿科学家总结的经验及本人临床所见，结合具体例证试析于后，供各位父母在养育婴幼儿的过程中能有所借鉴，有所裨益。

## 一、妊娠、胎教、胎养

古人认为，妇女在妊娠时期，阴阳平衡，则气血完备，胎儿就会正常发育。若母体气血失调，阴阳乖张，则可导致胎儿禀赋失常，出现先天遗传之病变。非但如此，胎受之前，其父母的身体状况和精神状态也至关重要。若其父身体亏弱，或恣酒损其元气，精伤气败，交媾受孕后亦常给小儿带来先天疾患。

临床所见一黄疸小儿，抽搐严重至每次发作能听见骨节"啪啪"作响的声音。询问其先天病史，其母说："小儿之父常酗酒成瘾，酩酊大醉。"又常见先天心脏病儿，也有类似例证。这是一个方面。

妊娠后，胎儿全赖母之精气滋养。若其母为七情六淫所伤，饮食营养失调，甚或药物所伤，都会影响到胎儿的正常发育。临床所见一新生儿患丹毒游走遍身，问其母得知其怀孕期间好吃辣椒，而胎热内蕴，传于气血致此疾。一个 4 个月大的小儿来诊，其母诉说生后不到 1 个月开始咳嗽，至今不愈。留治观察一夜，咳声不止，急用白银 1 块、全蝎 3 个，水煎频饮，重镇缓解后，继以牛黄夺命散调治，泻下色白胶黏状粪便，其症大减。问胎气受寒之由，其母说在南方打工时怀孕，期间吃了七筐梨！吾听后十分惊愕。

一小孩半岁多，因颅裂与脊椎裂，前后囟及腰椎三处均有未愈合之处，眼睑下垂，肢体痿软不用。查其母体质脾肾俱虚，并说生了几胎，或小产，或遗患此先天疾病。提示其母服十全大补丸、河车大造丸补之，两年后果生一健壮男孩。从这些例证可见，父母身体健康、精神愉快对优生意义重大。

胎儿从受孕到成胎后，就是一个新生命体。母之气血调和，心情舒畅，则儿亦安宁；母气失调，则胎动不安。因而怀孕后，母亲要常听轻松的音乐，欣赏优美的风景，观看喜爱的花卉及有益健康的文艺作品而使心旷神怡，给胎儿创造一个良好的发育环境，这就叫作胎教。母亲饮食结构应清淡而富有营养，忌食肥腻、辛辣、厚味；调寒热，忌生冷，少用药，尤其注意有损胎气的药物，这就叫胎养。运用合理的胎教与胎养，以达到优生优育的目的。

## 二、喂养

母乳是婴儿的天然食品，具有营养结构合理、吸收好、寒温适度、喂养方便诸多优点，所以婴幼儿喂养应该尽量以母乳为最佳适宜。缺乳、少乳时，应尽量调治促进乳汁的分泌。个别缺乳或其他原因造成无法以母乳喂养的，可采用人工喂养。但无论哪种喂养方式，都要注意定时定量。对体质较强的初生儿，可以向其口内滴两三滴黄连浸泡液，则小儿终生胃好。一般来说，小儿出生 10 小时后给乳，百日内应 3 小时喂一次，百日后至半岁 4 小时喂一次。半岁后开始增加些蛋黄、菜叶、饭汤等，由简单到多样，由少到多。一般从 10 个月到 1 岁开始断奶，此阶段母亲的乳汁渐薄，若体质好，乳汁浓，或增加母亲的营养，以提高乳汁质量，亦可延长到 1 岁半至 2 岁断奶，延长哺乳期能使小儿更加壮实。注意不要一下断掉，并保证每天喂乳不少于 3 次，适应一段时间后一次彻底断掉。这样循序渐进将奶断掉，一是不会因突然变化使幼儿缺乏营养；二是幼嫩的肠胃功能可以逐渐地适应。另外，断奶的过渡期应避过炎热季节，此时小儿消化能力弱，改变饮食容易发病。

新生儿至断奶前后，是小儿生长最快也是生理上最脆弱的阶段，极易发生外感、内伤诸方面的疾病，所以在调护方面非常重要。乳贵有时，食贵有节，尤其断奶前后，小儿一时不能适应，遇到合口味的饭菜往往饮食自倍。少吃多滋味，多吃坏肚皮，这个看起来很简单的道理，做起来却不那么容易。几乎每个母亲都认为，多吃点就能营养充分，生长发育就快些。小儿啼哭不知原因，一见哭就给喂奶，这样很容易损伤脾胃，常常导致消化功能紊乱而出现各种症状。这些道理在临床中经常给母亲及家属讲述，却很难执行。因此我编了一首短歌让他们记诵："**小儿却病寻根源，三分饥寒最关键。人人皆知不力行，亲情常把理智淹。**"

乳母奶的质量也很重要。有的乳汁过于稀薄，使小儿经常拉肚子而营养不足。这与其母身体素质影响乳汁的分泌有关，应对乳母增加营养丰富的食品，提高乳汁的质量。对小儿则可配合人工喂养调理。乳母的饮食对乳汁的影响还应注意，有些乳母为使乳汁营养丰富，对含高蛋白高脂肪食品应有尽有来增加营养，常使小儿难以消化，反而不对。临床所见一小儿8个月，患腹泻数月不愈，化验大便总有脂肪球。问知其母饮食结构，鸡肉、鱼肉、排骨、大肉、鸡蛋等应有尽有。劝其改变饮食结构，以清淡为主，患儿治愈后再未复发。

这个阶段，最易患脾胃病，乃至恶性循环，百病由是而生。乳食积伤、厌食乃至疳积多是在这一阶段造成的，所以对这一阶段的喂养调护特别重要。根据临床经验及当今食物结构的特点，尤其市场上小儿食品琳琅满目，家长对独生子女过于溺爱，任性滋食，容易使小儿食伤成病。又因为小儿体质各异，其应该注意，少食寒凉、肥腻煎炸的食物，少吃零食。所谓寒凉有两层概念，一是温度的寒凉，一是食物属性的寒凉。临床见一家长说：我把梨子都蒸成热熟的了，怎么是因寒凉而致的咳嗽？却不知道梨子按中药的理论来讲，其性属寒。半岁左右的小儿最容易因食寒凉食物而发病，常见因吮吸西瓜汁、梨汁等而致咳嗽的；寒凉食物又容易致腹泻、腹痛，使胃寒纳呆、脾寒乏运伤其正气致长期厌食等。肥腻煎炸的食物易化火生热，多积滞内停易致便秘。这类病证因饮食结构条件不同，城市小儿比农村小儿多见。农村小儿食物比较粗淡，多吃蔬菜等含纤维高的食物，相对于城市这类病少。

容易食伤的和容易引起发烧的食物，如肉类、煮鸡蛋、炒鸡蛋、香肠、饺子、汤圆等；因寒凉而伤其脾胃的食物，如西瓜、梨、香蕉、冷饮冷饭等，均应少食。

第一章　儿科基础知识

### 三、调护

中医学认为，人和自然是时刻联系的整体。人体本身就有自调能力，以适应自然环境而生存。新生儿刚离母体，生存在新的环境中，适应能力差，对寒温的调护要特别重视，尽量不要抱起嬉戏，亲人互相转抱。临床曾见一小儿，生后5天就着凉高烧40.50℃。一小儿满月剃头着凉高烧40℃。一小儿出生后8天因脐带脱落时，家人唯恐其感染，用湿淋淋的酒精棉在脐上反复消毒，使脐部受寒致腹痛啼哭不止。更有因喂乳不当、吐乳、腹胀、腹痛、啼哭不已者每多所见。这些都是人为的原因调护不当所致。

环境安静、正常睡眠对小儿也很重要。尤其新生儿正常睡眠需要18个小时左右，切不要时时叫醒干扰正常睡眠。并注意阴阳有别，晚上不要照明，勿使阴阳颠倒，养成正常睡眠的习惯。

另外，不良的环境刺激易使小儿受惊。临床所见一小儿生后20天，按习俗请客喝酒，结果因放炮使小儿受惊而客忤抽搐。一小儿20天时听见狗一阵狂吠也受惊瘛疭抽风。

新生儿至百日这一阶段，生长发育最快，也是抵御外邪能力最差的时期。例如：一小儿两个月伤风咳嗽喉有痰声；一小儿于百日时，家人因室内闷热把电扇打开，使小儿伤风，同样出现咳嗽痰喘。所以在这一阶段合理喂养，寒热适从，环境安静更显得重要。尽量减少到户外活动，可在屋内向阳处多见阳光，渐或温暖和煦的天气接触户外环境。

百日至一岁，小儿体质虽然较前增强，适应力渐强。但还处在稚嫩阶段，刚开始接触大自然环境，还容易受客忤所伤。要逐渐加大活动的范围，逐渐增强对外界环境的适应，增强体质提高抗病能力。

一岁左右断奶前后，这一阶段小儿生长发育较快。由于断奶，食物结构改变，脾胃功能有一适应过程。尤其注意的是，小儿对一些可口的饭菜往往饮食自倍，或挑食、癖食，易伤脾胃。户外活动较多，不能随时令变化而寒热适从，易发外感内伤诸疾。猛触异物或闻异声而发客忤中恶。三因致病又相互传变，恶性循环又多成易感儿，严重地影响着小儿的正常生长发育，甚至遗患终生。

小儿各发育阶段生理睡眠所需时间如下，供调护时参考。6月前：15～20小时；6～12月：15～16小时；2～3岁：10～15小时；4～6岁：10～12小时；7岁以上：9～10小时。

小儿在寒热调节上，除随时令变化添减衣服外，着重注意腹背要暖、足膝要暖。这样可以保护肺、脾、肾不受寒而影响运化。足属足阳明胃经所主，腰膝属肾，冷则影响脾肾。头为诸阳之会，宜凉不宜热，而囟门在未愈合前却要暖，前囟受凉则令儿流清涕。过去在民间小儿周岁前所戴的帽子，做成保护前囟的帽顶，后边一圈用条带而系，前顶上做成各种花式以美观。这样的帽子很科学，既达到头要凉的目的又不使囟门着凉，应该推广使用。

小儿精神调护也很重要。尤其今之独生子女，面对儿病转机之时，正邪相争过程中，出现的各种精神状态变化，不明医理，不懂转机而惊慌失措，往往造成不应有的结果。小儿病如处于邪去正复的阶段，往往表现精神倦怠，疲乏嗜卧，切不可认为是病情的进展，而惊慌失措地任意呼唤、摇动，甚至惊动亲友或啼哭躁扰，影响治疗效果。不知，若养得元气一分，即可退一分病邪。临床所见，有个别病家不听解释，反认为是失治、误治。对小儿之珍重溺爱而忘乎所以，此非爱之实以害之延误转机。例如一小儿7个月，患腹泻月余，反复输液调治，致其元气功能失调而滑脱。症见面、唇白无血色，额汗如珠，指纹淡青直透三关，大便不分次数而滑脱，病情十分危重。急用固本涩肠之剂频服，并于肚脐贴敷固涩药。第2天汗出、滑脱泻皆止，但儿疲乏沉睡，病家来说已昏迷，病情严重。见状细查后知是病处恢复阶段，做了解释，仍不听劝解，又惊动院长组织专家会诊，听心肺正常。劝其留在门诊室给予按摩帮助恢复正气，每隔2小时按摩1次，1次后儿醒，2次醒后吃奶，3次后神清而笑。

另外，较大小儿还应掌握其心理的需要，对平时所爱之物、所喜之人，宜顺其所喜，不逆其所愿，勿使情绪低落或抑郁，影响病情的转机和康复。

# 第四节　儿科病的诊断特点

儿科古称哑科，小儿不能自述病情或表达不清，或见医害怕哭闹多不配合，又气乱脉失常态，加之儿科生理、病理表现独特，诊断更要审慎、准确、及时，果敢应对。按儿科特有的诊断方法，以望诊为主，继而闻听、切脉、查指纹，再问病由。抓住主要矛盾分析归纳，使得其本则治其易。临床常见失治、误治者，延误病情甚至克伤转危者有之。诊断为治疗之始，又为治疗之终。善诊断者善治病的古训应铭记勿忘。

## 一、望诊

### （一）望神态气色
人的精神状态能反映脏腑机能情况，气色则反映了脏腑气血的外荣。凡患儿首先望其神态气色的综合情况，以查虚实变化。凡肌肉丰满，皮肤毛发润泽，声音洪亮，纵属有病也轻且浅；若形体干瘦，肤失润泽，发枯成穗，山根青色，神气疲惫，表情呆滞，病属较深、较重。

### （二）面色
**1. 白色**　主寒、主虚。白无血色稍青为惨白。惨白，神疲，手足发凉为阳气欲脱。光亮无润泽为㿠白。唇甲色淡多属血虚。乍白乍黄为脾虚疳泻。个别小儿肤白，但白里透红，此不为病态。

**2. 黄色**　主湿、主虚。多为食积、疳积。面目俱黄为湿热黄疸。新生儿7～10天，面目俱黄但能自行消退者，为生理性胎黄。若快速加重或持久不退，或退而复发者，则属病理性胎黄。久病微黄隐现为病有向愈之征。

**3. 赤色**　多为热证。新生儿肌肤嫩红而润为正常肤色，故称赤童。两颧鲜红多为伤风。面红目赤、咽痛红肿为风热感冒。红而隐现青色需防抽风。午后颧红为阴虚内热或停食。面现青灰或有如妆色为气阴两虚。

**4. 青色**　属寒，主痛、主惊。环口螫青、面色晦暗为肝风重症或中寒腹痛，青色无华而神志不宁为惊恐。总之，凡面现青色者病多危重。

**5. 黑色**　主寒、主痛、主中邪毒。黑色现有红润者为体强健康之象，不为病态。面现青黑而暗则为肾气衰竭之证。无论久病新病，皆为危证，凶多吉少。《内经》曰："黑色出于庭……必不病而卒死。"

### （三）查苗窍

舌为心之苗，肝开窍于目，肺开窍于鼻，脾开窍于口，肾开窍于耳，脏腑有病可反映于苗窍。

**1. 察目**　五脏的精华皆上注于目。凡小儿黑睛圆大而有神，则肝肾精气充盈。白睛淡青为体虚或感冒风寒，赤色为风热，淡黄为有积滞，金黄为实热。目陷神疲常为泄泻脱水。眼睑浮肿为风水。不因啼哭而泪汪汪为麻疹先兆。瞳孔缩小或散大而无反应为肾绝危证。

**2. 望口唇**　唇色淡白为脾虚，鲜红为脾热。唇干燥裂为热伤津液。环口螫青为肝木乘脾、中寒腹痛。吮乳能觉口中热为里热。唇见青紫或哭中有见者为先天性心脏病。

**3. 察舌**　分舌质和舌苔的变化，诊法与成人基本相同。在小儿舌质淡红、苔薄白，新生儿舌质淡红、无苔均为正常舌象。舌质色淡为虚寒，鲜红主热证，绛红为热盛。青紫或舌面有红点为瘀血之象，舌尖红为心经有热多烦躁。白苔主虚主表证，黄苔主热主里。黄而腻伤湿重，黄而燥偏热重。舌中部苔厚腻为脾胃有积滞，剥苔（地图苔）多见脾胃虚弱伤阴。

**4. 查咽喉**　咽喉联系肺胃。乳蛾色红肿大，3岁以上多见，应综合辨证属外感风热或胃火上炎，治当有别。慢性乳蛾肿大则属虚火上炎。

**5. 望鼻**　清涕属风寒，黄涕属风热。时流黄涕为胃经有热，多因睡觉前常吃饱饭所致。鼻翼外翘或扇动为肺闭之象。小儿常见挖鼻孔为有疳积。

**6. 查前后二阴**　前阴赤肿为膀胱有热，后阴糜烂为湿热下注，并注意疝气、脱肛之象。观察肛门颜色与皱褶的变化，可查知腹泻的病因和病情。肛门肿胀、灼热、潮红，皱褶变粗者多属热泻；肛门色淡红、皱褶潮黏的多属寒泻；肛门肿胀而痛，周围淡红多属伤食泻；肛门不肿不红多属脾虚泻。

### （四）察指纹

小儿每怯生人，哭则气乱，血亦乱，无法诊脉。查指纹尤准于脉，两者之间关系正如陈复正所说："《内经》十二经络，始于手太阴，其支者，从腕后出次指之端，而交于手阳明支者……"又肺与大肠相表里，实有同声相应，一气贯通之妙，故察指纹和诊断脉法一样。指纹法始于唐代《水镜图诀》，依食指寅、卯、辰部位，创立风、气、命三关（图1）。其诊法历代论述很多，但失于庞杂。唯清代陈复正以"浮沉分表里，红紫辨寒热，淡滞定虚实，三关测轻重"，最为简捷扼要。3岁以下察看指纹，3岁以上指纹不明显，可诊脉。此概述如下：

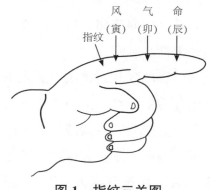

图1　指纹三关图

**1. 看指纹法**  先看本来纹象，再从指端轻轻往里推或轻按看其变化。若从里往外推，逆方向改变了本来的形状是错误的。

**2. 正常指纹**  红黄或略兼青，不沉不浮隐现于风关。

**3. 浮沉分表里**  纹浮为外感初起，邪正抗争邪在表，故应指而浮。邪已入里，气血则趋向救急内脏，故指纹也应指而沉。

**4. 红紫辨寒热**  艳红为外感风寒；深红而紫为热邪入里；青紫而粗者，为食滞多痰或肝风内动；青色主惊、痛、感冒、肺闭；淡黄多为脾虚；青紫而黑，推之不动为危证。

**5. 淡滞定虚实**  色淡不泽为虚，暗而滞为实。

**6. 三关测轻重**  风关轻，气关重，命关病危，射甲透指者极危。若见纹入掌心方向为内伤疾病，或呈八字形（图2）或有分岔为冷食所伤，肚子疼痛常趴着睡觉。

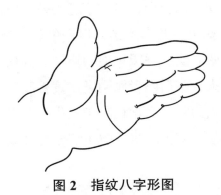

图2  指纹八字形图

## 二、闻诊

闻诊包括听声音、嗅气味两个方面。

### （一）啼哭

啼哭是小儿的语言，可反映出小儿的要求或对不适条件的刺激所做的反应，应仔细辨识，切勿一见哭就给乳，这是非常错误的。

健康小儿哭声洪亮而长，并有泪液，为元气足；虚弱小儿哭声微弱而短，为元气不足。这些反应都不是病态，可视为小儿的一种运动方式，无需惊怕。因饥饿而哭多绵长无力，给乳即止。哭声尖锐不畅，忽缓忽急，时哭时止，多因腹痛。哭声突起，哭中多伴有惊怖为受惊吓。哭声嘶哑，多因咽喉有病。哭声尖锐细弱，哭而无泪，多属重候。

### （二）声息

鼻塞声重为外感。口鼻气短，气怯声低为内伤。声静声颤为寒，声壮烦躁为热。声高为实，声低为虚。声涩为痰，声浊为湿或痰火。

### （三）呼吸

呼吸气粗，多为实证；呼吸气弱，气短声低多为虚证。呼多吸少为痰阻。呼吸不畅，喉有痰声为痰喘。

### （四）咳嗽

声重不爽，痰易咳出色白，鼻塞不通为外感风寒。小儿往往不会吐痰，母亲可用手掏出。咳声不畅，痰稠色黄，痰不易咳出属肺热。久咳声哑为肺虚。咳有痰，呼吸短促为痰饮。昼夜辨：清晨咳嗽属痰火；午前咳者属胃火；午后咳者属阴虚；黄昏咳嗽为火气浮于肺；晚上咳嗽尤以 3～4 点为甚，为食积滞于三焦；上半夜咳甚，为冷食伤于脾胃；下半夜咳甚，五更阵咳需防顿咳（百日咳）。

### （五）嗅气味

嗳气吞酸为内伤食积，口气臭秽为胃有热。大便酸臭为伤食肠有积热，气腥而清冷为肠中有寒。小便臭浊、黄赤为膀胱有热，清白而长多为虚寒。

## 三、问诊

儿科问诊是为了进一步了解病因、病情、病机转化及饮食起居条件的影响，以搜集更多的资料进行综合分析诊断。

### （一）问寒热

小儿蜷缩就暖或喜怀抱多属恶寒，发热无汗多为外感风寒；汗出不畅烧不退，而手足发凉多为寒邪未解。发热怕风，有汗，口渴多为外感风热。头部炽热而神志昏沉，须防抽搐。潮热一阵，又手足心热多属阴虚或伤食积滞。一般发热为早退暮起，喜露头面，仰卧，掷衣揭被，吮乳口热均为邪热入里之象，是里热炽盛的表现。若夏令发热持续不退，无汗，口渴，能喝，多尿为夏季热。发热夜间尤重，12点至次日2～3点热势高扬，为食滞蕴积脾胃。久热不退应注意病情转重或疳积发热。

### （二）问汗

小儿皮薄肉嫩，腠理不固，较成人容易出汗。若精神、饮食正常，多不属病态。若病在表而无汗为表实，有汗为表虚。发热病中，汗出而热不解为邪热入里。体虚白天多汗为阳虚自汗。晚上睡觉汗出为阴虚盗汗。额汗如珠者为阳虚气脱。汗出如油，四肢厥冷为垂危之象。

### （三）问饮食

小儿乳食所伤者最多，不思乳食或食量少，腹胀，嗳气酸臭为食积胃肠。能食善饥，大便量多、异臭，且夹有不消化的食物，性情急躁，多为胃强脾弱的疳证。突然高烧或抽搐，或晚上发烧重均为伤食结于胃脘。上半夜咳重而阵发为冷食所伤；下半夜咳重而阵发为食积滞于三焦。大便干燥或秘结常为肥腻煎炸的食物所伤；喜食肥腻厚味而发热的，多为热性病或内热；口唇干燥，渴喜冷饮，唇红低热，属胃阴不足。

小儿饮食无度，肥腻煎炸、冷饮冷食常引起发烧、腹胀、腹痛、咳嗽等诸多呼吸和消化功能失调症状。其中容易引起发烧的食物为香肠、肉、饺子、煮鸡蛋、炒鸡蛋等。冷食冷饮容易引发咳嗽、腹痛的有西瓜、梨、香蕉、冰镇饮料等。

### （四）问二便

大便干粪头是食积肠胃有热或脾失健运，大便干燥秘结多为阳结实证，气血虚之阴结在小儿较阳结少见。大便稀薄泄泻不止多属脾虚，清稀腥臭属寒，黏滞酸臭多属热，色紫如酱多属湿热。常夹有奶瓣或酸臭或见不消化的食物残渣，则多为乳食所积而泻。夹有黏液或脓血，里急后重，泻时因痛而哭，泻后痛减为湿热下迫大肠，发为痢疾。泻如喷射，色黄属热，色白如注属湿重属寒。泄泻又口渴多饮为阳明不和。小便黄赤多属热，清白属寒，黄赤而混浊不利多属湿热。清白而频数甚至遗尿多，为气虚或肾阳虚。发热而小便清长是邪未入里；发热若见小便发黄，是邪已入里。热性病见小便逐渐由黄转白而清长，是向愈的趋向。

## （五）问睡眠

小儿睡中惊叫，多属客忤惊吓。烦躁不宁，睡中蹬被，或不食不睡，多为肠胃积滞有热。睡中咬牙为虫积或消化不良。嗜睡为脾湿内困；若在湿热病见嗜睡或昏睡，为邪入心包而痰迷心窍。小儿对强烈刺激尚有反应谓之昏睡，无反应则为昏迷，多属内闭重证。若大病向愈出现的嗜睡为养生元气，是好的征象，不必惊扰。此乃养得一分元气，祛得一分病邪。

另外，对以前接种疫苗情况，乳母的饮食冷暖起居，发病时间、过程及与传染病接触史等，应全面了解，综合分析诊断。

## 四、切诊

### （一）切脉

3岁以上小儿，指纹多不明显，可切寸口脉。因三部短小，多用拇指"一指定三关"（图3）。小儿正常脉搏较成人快，3～5岁为一吸5～7次,5～8岁为一吸5次,14岁左右接近成人。脉象以浮、沉、迟、数、弦、滑为主。

**1. 浮脉** 举之泛泛有余，按之稍减不空，轻按始得。浮脉主表，属阳，病在外。有力表实，无力表虚。若浮而重按不见为无根，正气已绝属危候。若下痢反见浮脉为逆证。

**2. 沉脉** 轻取不应，重按始得。沉脉主里，属阴，病在里。有力为实，无力为虚。在小儿多见于脾胃积滞。

**3. 迟脉** 脉来缓慢，在小儿（4～7岁）每分钟少于80次者。迟脉主脏，属阴。有力为实，无力为虚。

**4. 数脉** 数脉来急，每分钟超过100次者。数脉主腑，属阳，其病多为热。有力为实热，无力为虚热。浮而数为表热，沉而数为里热。

**5. 弦脉** 端直而长，如按琴弦，重按始得。弦脉多见于肝胆病变，为急惊之脉，各种痛证也多见弦脉。

**6. 滑脉** 往来流利，如盘滚珠，应指圆滑。小儿宿食不化多见滑脉。滑脉又多见于湿痰疾患，滑而数为痰热内结。

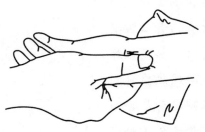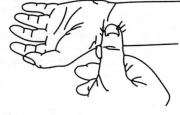

**图3　小儿脉诊**

**（二）按诊**

**1. 头部** 小儿在1.5周岁内，囟门按之柔软，稍凹陷，属生理正常状态。1.5周岁后囟门仍不闭合的，多属先天不足或因多病泻痢伤其元气。若囟门凸起，多因火热上冲所致。

**2. 腹部** 腹满拒按的属实，有热；腹软喜按的属虚，为寒。肚脐部位按之里凉的，属寒多腹痛。腹部热重，内热也重；腹部热轻，内热也轻。

**3. 四肢** 手背热多为外感新证，手心热多为内伤，手心凉多为腹寒。肢冷身热多为外感初起。四肢厥冷的为阳气衰微，或因热邪深伏。中指独冷，须防痘疹出现。中指独热，多属伤寒。

# 诊断歌诀

## 望　诊

望诊为主看气色，白黑透红常态见。

白色主寒多虚证，唇甲色淡属血虚。

黄色积疳又主湿，久病隐现向愈征。

红赤现颧多伤风，隐现青色防抽风。

青色主寒主痛惊，青黑而暗多危证。

眉蹙必是腹中痛，头摇偎转是头痛。

看完气色查苗窍，五脏开窍见特征。

目睛青红知寒热，目陷神疲泻脱水。

不啼泪汪麻疹兆，瞳孔缩散肾气绝。

环口鼍青腹寒痛，唇青指青心脏病。

舌质红淡辨热寒，尖红心热多烦躁。

苔白表虚黄里热，腻湿燥热要分明。

鼻涕清浊风寒热，翼翘扇动是肺闭。

面黄肌瘦挖鼻孔，伤食已久成疳证。

乳蛾红肿肺胃热，三岁多见治有别。

前阴红肿膀胱热，后阴糜烂湿热注。

红肿褶粗是热泻，色淡褶黏风寒泻。

肿胀淡红伤食泻，不肿不红脾虚泻。

## 闻　诊

哭声雄壮多实热，咽喉嘶哑痰火攻。

哭中惊怖受惊吓，尖细无泪是重症。

咳嗽声重多风寒，黄痰不畅是肺热。

夜半咳嗽多伤食，冷食伤着最典型。

嗳气吞酸饱伤食，肠鸣泄泻肚不宁。

清稀腥臭肠有寒，黏滞酸臭多属热。

## 问　诊

问诊注意听母言，问毕寒暖问睡眠。

饮食二便都问遍，疫苗接种全问完。

从前得过什么病，证情病因全了然。

审慎果敢立方案，箭中鹄心除病恙。

## 切　诊

三岁以下看指纹，胜似切脉要看准。

轻轻上推或作按，浮沉红紫细详辨。

浮沉有别分表里，粗细虚实要辨明。

纹沉入里病方深，风气命关见轻重。

身安定见红黄色，红艳伤寒深红热。

紫青伤食痰气逆，青色感冒肺闭风。

纹入掌，八字形，趴着睡觉肚子疼。

还有暗陷看不明，里寒病深手足凉。

三岁以上可切脉，浮沉迟数和弦滑。

浮脉属阳见表证，泻痢出现是逆证。

沉脉属阴病在里，儿病多见积滞证。

迟脉属阴脏有病，有力无力辨虚实。

数脉属阳病为热，浮沉表里要分明。

弦脉肝胆多病变，急惊痛证常见形。

滑脉儿多有宿食，湿痰并见痰热证。

指纹脉象所主证，辨证审情有侧重。

### 五、八纲辨证

八纲辨证是中医辨证的总纲。通过八纲辨证来概括病变部位、性质，机体与病邪斗争的情况。小儿生理病理特点为易虚易实，易寒易热。明代张介宾《景岳全书·小儿则》认为："辨之之法，亦不过辨其表里、寒热、虚实，六者洞然，又何难治之有？"

先辨别表里找到病变部位，然后辨寒热、虚实，分清病变性质，总归阴阳以概括。

（一）辨表里，别部位，知其深浅

**1.表证** 多见于外感疾病的早期。临床所见：恶寒，发热，头疼，身痛，鼻塞流涕，有汗或无汗，舌苔薄白，手背热，脉浮，指纹浮。

表寒：恶寒重，发热轻，鼻流清涕，指纹红艳为轻，青色寒重，脉浮紧。

表热：发热重，恶寒轻，自汗，口渴，流脓涕，指纹深红或青紫，脉浮数。

表实：发热恶寒，无汗，指纹深红而紫。

表虚：发热轻，自汗、盗汗，或汗出不止，指纹淡青一线，脉浮无力。

**2.里证** 多见于外感病中期或极期，邪已入里，累及脏腑。也可见于由内而生的内伤病，使脏腑气血受病而出现相应证候。临床可见：高热，烦躁，口渴，大便秘结，或腹泻、腹痛，小便黄赤，手心热，腹部热或凉，舌红苔黄，指纹色紫，脉数或洪大。

里热：高热，口渴多饮，烦躁，小便黄，手心热，腹部热，舌红苔黄，指纹色紫，脉数或洪大。

里寒：不发热，四肢冷，腹凉，喜热恶寒，或见腹痛、腹泻，舌苔白滑，指纹淡青暗陷，脉沉迟。

里实：发热而见烦躁不安，手足汗出，大便秘结，腹部胀满，嗳气吞酸，指纹紫滞，脉沉实。

里虚：少气懒言，困倦，疲乏无力，自汗盗汗，腹部软绵，不思饮食，舌淡苔白，脉沉弱无力。

（二）辨寒热，明性质，知其盛衰

**1.寒证** 面色苍白，畏寒肢冷，口不渴，舌淡苔白，皆属寒象。若并见小便清长而又便溏，指纹淡红青色，脉沉迟或沉细，属虚；或并见腹满而痛，或见阴秘，脉沉弦，属实。

**2. 热证** 发热，口渴，烦躁，尿赤便干。舌红或绛，苔黄而干，指纹紫滞或青紫，脉象数大，属实；低热不退，或潮热颧红，舌质红绛少苔，脉细数，为虚。

**（三）辨虚实，别盛衰，攻补有别**

**1. 虚证** 禀赋不足或久病体弱之患儿，生理功能衰退，抗病力差。其表现：神疲气短，消瘦，懒言，无力，或面色苍白，自汗、盗汗，舌净无苔或剥苔，腹部软绵，指纹淡红一线，脉细无力。

**2. 实证** 素禀充实或新病生理机能未衰，神气充足，面色红润有泽，气粗声壮，腹部拒按，或便秘，苔厚，指纹青紫粗实，脉有力。

**（四）辨阴阳，别总纲，纲举目张**

凡病变在表、热、实者属阳；在里、寒、虚者属阴。阴阳互根，互相转化，皆依表、里、寒、热、虚、实各种证情互相转化。向病重或向愈的转化，都用阴盛阳衰或阳盛阴衰、阳生阴长的阴阳变化规律来加以概括。

**1. 阳证** 精神兴奋、狂躁、声高、呼吸粗壮、喜冷恶热、脉搏有力等证候属阳。

**2. 阴证** 精神萎靡、语声低怯、呼吸表浅、喜热恶冷、面色苍白、脉无力者等证候属阴。

## 八纲辨证歌

八纲辨证是总纲，寒热虚实表里明。

辨证抓住典型症，阴阳归纳机理清。

表证发热头身痛，涕有清浊寒热明。

汗出有无别虚实，指纹脉象浮中求。

里证高烧小便黄，烦渴秘泻和腹痛。

舌红苔黄腹部热，纹紫脉数或洪大。

发热肢冷别寒热，舌苔黄白最分明。

腹软胀满看虚实，脉证有别易分清。

虚实二证最易辨，全身症状都典型。

指纹粗细脉实弱，舌苔厚无虚实明。

表热实躁皆属阳，里寒虚弱萎靡阴。

阳动阴静归有纲，纲举目张辨证详。

## 第五节　儿科病的治疗特点

### 一、施治特点

#### （一）用药要及时、准确、谨慎

根据小儿发病容易、变化迅速、反应灵敏的特点，必须辨证明细，认证准确，施治及时。既不能延误病机，又不能过急，要随时抓住病机的变化而应变。用药要及时有方，即使外治，也要对症确切，有的放矢。尤其对一些急危重症，既不能失掉病机延误病情，也不能茫然用药或过量而误治。又因小儿易虚易实，易寒易热，稍有偏差则毫厘之失，遂致千里之谬。药物反应大，难恰到好处又不好服用，应以外治为主，灵活运用，常可不药而愈，或内外兼治以促疗效。

#### （二）中病即止

小儿气血方萌，易受克伐，药多偏盛之品，太过可损耗正气。尤其大苦、大寒、大辛、大热之品和有毒攻伐之品，更应注意慎勿耗伤正气。古人云："小毒治病，十去其八；中毒治病，十去其七；大毒治病，十去其六。"故时刻都要注意维护方生之气，中病即止，使恰到好处。

### 二、用药特点

#### （一）用量和用法

小儿除了用药及时、准确和谨慎外，为确保中病而止，其用量、用法也很重要。应视其年龄大小、病情轻重而异，视药性猛烈平稳而变。用量一般采用下列比例：新生儿用成人量的 1/6；乳婴儿为成人量的 1/3 ～ 1/2；幼儿及幼童为成人量的 2/3 左右。其用法又应根据病情的变化转归、药性猛烈平稳而异。对于药性猛烈之剂，应小于成人量的比例；对于平稳之剂，如补气益脾、补阴养血、消食和中之类平和之剂，亦可相对地加大用量。

### （二）中药的煎煮和喂饲方法

将配好的中药先用凉水浸泡 20 分钟。第 1 次煎煮约 15 分钟，第 2 次煎煮 20 分钟。倒入的水以稍浸药面为度。每次煎煮过程中，只能往下按不要搅动，煎煮第 2 次时将药颠簸翻过，两次滤出的药液盛在一起。小儿服药困难，勿使药液量过多，气味轻清之方药，或初生儿用药，亦可只取煎煮 1 次的药液。

婴幼儿喂药，绝对不能捏其鼻子，以防呛入气管。应倾斜抱儿于怀中，用汤匙舀药少许慢慢送入，让其自然吞咽。稍大儿拒不服药时，可将一小勺放儿口内，用另一小勺舀药液少许慢慢送入。又有个别小儿喂药后，因胃不适发生呕吐现象时，可用大拇指捏住儿手寸口诊脉部位，喂完药稍停一会再松开，即不会再发生此反应（图 4）。新生儿喂药更要小心，可一点一点往嘴里滴，或用奶瓶把奶嘴刺一小孔，让婴儿自行吮吸吞咽。

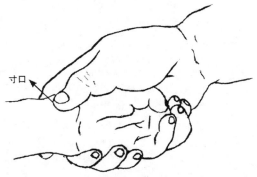

**图 4 拇指按住小儿寸口部位**

**病例1** 一早产儿生后3天，不睁眼不吃奶，上午时分求余救治。吾将药煎好后，把患儿嘴撬开，用筷子蘸药液一点一点往其嘴里滴，到下午患儿则眼睁开有神会吮乳。

**病例2** 一新生儿生后5天，因受寒着凉而高烧40.5℃，求余救治。吾立即将备用之散剂，每用麦粒大一点置于患儿舌上，因其母无乳，遂用奶瓶冲奶粉让患儿吮吸冲下药面。每隔半小时喂一次，两小时后患儿烧渐退而愈。

另外，凡小儿喂饲汤药均宜频饮，即使急症也不可顿服。一则有利于吸收而总量不少，二则便于观察，以视病情转机随时换药或停药。譬如，小儿感冒高烧无汗，当服解肌发汗药，至手足心微微汗出即可停药，过量往往造成汗出较多损其正气。

**病例3** 一7个月小儿去西安某医院做心脏手术，术后因痰喘二十余天出不了监护室，家人通过医院要求余去会诊。诊时已因气管插管10日而拔出，即时小儿垂危。当决定采用吾之方案后，吾在药方上批注了6小时频饮。西医主治医生见病情危急，欲顿服，吾遂解释：像这样垂危的患儿，对药物的吸收能力差，绝对不能采用顿服的办法。只有一点一点地频服，使其慢慢吸收，其药物总量不变，方可达到最终的治疗目的。

# 第二章
## 婴幼儿太极按摩

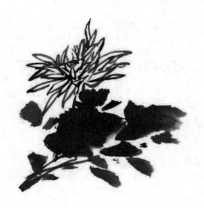

## 第一节　肚脐概述

肚脐称为脐中、神阙、太极、气舍、维会、命蒂、前命门等。

气通百脉，彭祖在《小续命蒸脐法》中指出："脐者，肾间之动气也。气通百脉，布五脏六腑，内走脏腑经络，使百脉和畅，毛窍通达。上至泥丸，下至涌泉……"

肾间动气乃命门之火，生命之源，下出丹田，在脐下三寸，方圆四寸。脐是任脉上的穴位，所过经络又如《幼科新书》载："脐者，小儿之根蒂也，神阙之穴联系三阴。"足太阴脾经上络于脐，足厥阴肝经入脐中，足少阴肾经与冲脉夹脐而上行。

任脉为阴经脉气的总汇，有总调人体阴气的功能，为阴经之海，可妊养诸阴脉。金代名医张洁古认为："任者妊也，为阴脉之妊养。"

督脉为人体诸阳经脉的总汇。督脉又与肾脏的关系最为密切，上下络属两肾，起阴阳交互的作用；固两肾间命门真元之气，以统摄人身真元之气。故督脉能督率阳气，统摄真元。又如张洁古所说："督者都也，为阳脉之都纲。"

冲脉在十二经中占有重要的位置，与足少阴肾经、足阳明胃经之间的关系最为密切。足少阴肾经为人身先天之根本，是五脏六腑元气所系；足阳明胃经为中土万物之处。冲脉与这两条关系人身先后天的经脉所连，因此含蓄了全身五脏六腑的真气，为十二经脉之海。

督脉是阳经的统率，任脉是阴经的汇海，冲脉与任督同出异流，称为一源三歧，沟通了任督的经气。由此可知，脐不仅与十二经相连，也与脏腑相通，为十二经发源地，为人体先天之本源，为经络之总汇。故通过对脐部的刺激，对整个机体有激发和调节的作用。张介宾在《类经图翼》中说："夫生之门即死之户，所以人之盛衰安危皆系于此者，以其为生气之源……此虽至阴之地，而实元阳之宅。"

《推按精义》载有阑门穴，在脐上一寸五分，其下为大肠与小肠交会之处，水谷运化经过暂停之所，能顺通上下之气。

脐称神阙穴，在胚胎发育的过程，依此与母体相通，母之气血精微，由此输送给胎儿以生长发育。胎气完成，阙门封闭，胎儿分娩而脱离母体，因此肚脐是小儿腹壁最后愈合之处。皮下无脂肪，皮肤筋膜直接相连，感应灵敏。脐下深层为小肠部位，脐上 1.5 寸为阑门穴，脐上 4 寸为中脘穴，皆能顺通上下之气。脐下 1.5 寸为气海穴，脐下 3 寸为关元穴，皆能培补元气。脐旁 2 寸为天枢穴，乃气机升降的枢纽。（图 5）

根据对脐的这些特性、所在部位及相邻脏器的了解，在脐部按摩，就会产生同声相应、同气相求的效应。（图 6）

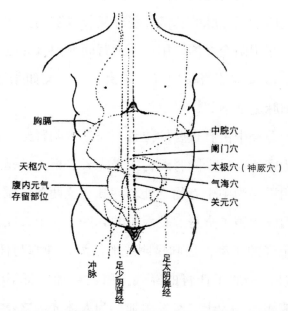

图 5　与太极穴相关的经络、穴位及肾间动气入腹存留部位示意图

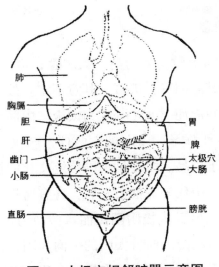

图6 太极穴相邻脏器示意图

标注：肺、胸膈、胆、肝、幽门、小肠、直肠、胃、脾、太极穴、大肠、膀胱

## 第二节 太极的理念与中医的升降出入理论

### 一、中医关于气的基本概念

古人通过观察总结，认为一切都是气的运动变化所产生。气是物质世界的本源，宇宙间的一切事物，包括人的生命活动都是由气的作用所产生。因而气也就构成了人体，是人体生命活动的最基本物质。中医学认为，人体气的产生，是由先天之精、后天之精和呼吸的清气而来。气的存在方式有：元气、宗气、营气、卫气、脏腑之气、经络之气等。气的运动叫气机；气的运动方式是升降出入；气的运动所产生的代谢变化过程叫作气化。

气通过对人体脏腑、气血津液的调节、输布、排泄等功能的协调运动，来完成生命活动的过程。

## 二、太极的理念

太极，单从字面上看，太为高、大之意；极乃或始或终，顶点、尽头之意。太者，其意明确；极者，其意不定。故太极之说亦无绝对定义，古人将宇宙间混沌一元之气称为太极。由简单的感性认识，逐渐上升为理性的各种解释，以太极生两仪，两仪生四象，四象生八卦，有文字记载源于周易。太极是中国传统文化的核心内容，是中国传统文化的元范畴。历代先贤推衍发展，各有所见，但对其阴阳的理论认识却是一致的。就其太极阴阳图而言，乃为古人立杆测影所得，是一幅日地体系的运动图。向着太阳的一面为阳，背着太阳的一面为阴。阴阳消长，阴阳互根，其中既有量的变化，又有质的转化，使一元之太极，天地间的阴阳转化，一生二，二生三，三生万物。这是一切生命的原始点，气化运动的轨迹和模式。中医学与易同源，认为天地间是一个大太极，人体是一个小太极。因而太极的理论作为中医理论的核心，以太极的模式、象数、阴阳、五行、八卦来阐发脏腑的生理、病理特性，指导临床治疗。

## 三、中医的升降出入理论

中医取象于太极阴阳升降出入理论的形成，始从《内经》就有相关的记载，如《素问·至真大要论》说："本乎天者，天之气也；本乎地者，地之气也。天地合气，六节分而万物化生矣。"此天地合气，即气的升降运动，升降出入之气交。中医的升降出入理论认为气是升降的物质基础，升降体现的是人体脏腑之间通过气的作用而相互联系；出入则是人体内之气与体外大自然之气的联系。因此人的生命活动靠的就是气的升降出入，气是天人合一的枢纽，通过气化以满足生命活动的各种需要。

中医学对于太极阴阳的转化，以其升降出入为基本理念。大自然的阴阳升降运动，如水在大自然中的循环运动，太阳为阳，水为阴。

在太阳的蒸腾作用下，水汽才能上升。（图7）天气下降，地气上升，天地气交，才能化生万物。人为万物之一，故中医以取类比象的理念，对人体之太极阴阳进行了各层次的研究，并以理、法、方、药辨证论治，进行保健治病，形成了天人合一的即整体观的中医理论体系。

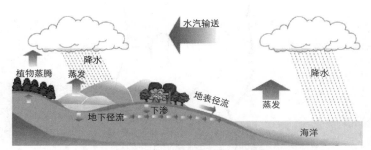

**图7　大自然水循环示意图**

中医学认为，左肾属水，右肾相火，两肾中间为命门，是元气化生的场所。此相火温化肾精，化生为气，即肾间动气，存留于肾前脐后空旷之处。此动气在脐下，为生命活动的原始点，称为太极元气。脐者，生命之根蒂也，人之初生，由脐带连通命门，为十二经之主，通五脏六腑，为真神往来之门户，故名神阙，亦名太极穴。

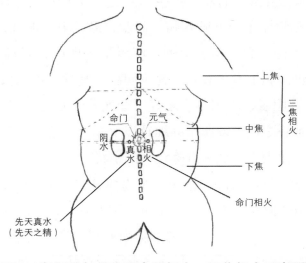

**图8　肾间元气化生及命门相火、三焦相火示意图**

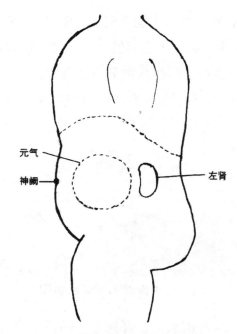

图 9　腹内元气贮存示意图

君火者，若君主所能之意；相火者，辅佐君主相助之力，概有命门相火、三焦相火、少阳相火。心主君火以血为养；相火以水为养。君火与相火为升降运动的原始动力，而血与水为升降运动的基本物质。右肾相火温化先天肾精，产生真元之气，为生命之本源。此元气由三焦相火蒸腾输布于五脏六腑、四肢百骸，上至泥丸，下至涌泉，无处不到，无处不有。李东垣的《脾胃论》即以升降理论为主导思想，发展了少阳胆生发之春木，为少阳相火蒸腾脾胃之精生为中气的理论。他说："胆者，少阳春生之气，春气升则万化安。"少阳胆火蒸腾脾胃所生水谷之精，源源不断地补充了先天之精，填充了生命活动的真元之气，化生之中气为升降运动的枢机。

脾胃为全身气机升降的枢纽，张锡纯说："人之中气，左右回旋，脾主升清，胃主降浊，在下之气不可一刻不升，在上之气不可一刻不降，一刻不升则清气下陷，一刻不降则浊气上逆。"《读医随笔》曰："升降出入者，天地之体用，万物之橐籥，百病之纲领，生死之枢机也……其在病机，则内伤之病，多病于升降，以升降主里也；外感之病，多病于出入，以出入主外也……"没有脾胃的升降运动，则清阳之气不能输布，后天之精不能归藏，饮食清气无法进入，废浊之气不能排出。

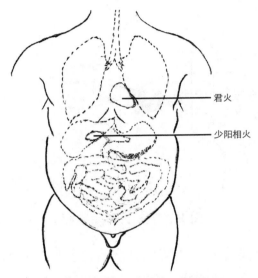

君火

少阳相火

**图10　君火、少阳相火示意图**

　　按照天体太极阴阳的象比理论，人体之太阳即少阳相火，人体之水乃太阴脾土。（图10）脾胃受纳水谷，需相火蒸腐化为营卫气血，以滋养人体，维持生命活动。此水蒸火降乃阴阳之征兆，阴阳升降之枢机。升降有序，百病不生；升降失和，百病蜂起。这种象比理论与事实，证明了人体阴阳气血的升降，与天地阴阳二气的升降息息相通。清升浊降使人体得养，阴平阳秘，而且又调节了人与大自然环境的动态平衡，保持了人在自然环境中的生存能力。

　　人体升降运动的枢纽，脐以上若天以降，脐以下如地而升。在地为根，肾主之；在天为干为枝，脾胃主之。在肾之气，为先天之本；在脾胃之气，为后天之本。肾所主生命之元气与脾胃所主之中气，其升降枢纽皆在脐旁2寸天枢，因而升降之气交在腹在脐。若以数学方

法论之，脐则为零，在上为正以降，在下为负而升，至脐为零而阴平阳秘。此天地造化之理，万物之纲纪也。（图11）

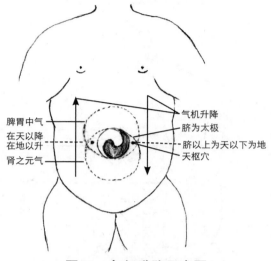

脾胃中气
在天以降
在地以升
肾之元气

气机升降
脐为太极
脐以上为天以下为地
天枢穴

**图11　气机升降示意图**

　　然而，如何能使人体之阴阳升降有序？历代医家除以方药调治外，又研究了各种外治疗法，尤其是对于脐腹的按摩导引。但以顺其自然运动规律，唯先师所发明之太极按摩术为同声相应、同气相求的绝妙手法。

　　呼吸是通过肚腹和肺的张缩，吸入体外之大气，经肺的吸收交换，排出废浊之气。此呼吸运动由胸式呼吸和腹式呼吸来完成。胸腔的张缩牵动了肺的张缩形成的呼吸称为胸式呼吸；腹壁的起伏鼓动胸膈形成的呼吸称为腹式呼吸。（图12）以脐部为中心，吸气腹壁鼓起，呼则内伏，可增强元气的输布和中气的升降之力，为呼吸之始终，称为自然腹式呼吸。呼吸所吸入之大气，与脾胃所生水谷之精气，合而为宗气，辅佐心脏推动着血脉运行于五脏六腑、四肢百骸，输布于全身。通过对全身气机的调节，以完成全身津液的输布与排泄，完成气机升降出入的各种生理活动。

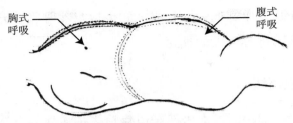

**图 12　胸式呼吸和腹式呼吸示意图**

胎息：胎儿在母腹未行口鼻呼吸，一切营养所需全从脐带由母体输送。母之宗气通过脐带进入儿体，代行了儿不能呼吸之大气与水谷之精气合而为宗气的能力，归藏于脐腹化生元气。内丹学家认为，胎儿之胎息，其宗气由脐而进入，故脐腹起伏的运动规律，与口鼻呼吸的起伏相反。此吸由督脉上升，呼由任脉下降，方能运转河车。练内丹，即意作呼吸时的腹壁起伏，与自然腹式呼吸腹壁做相反的起伏，称为潜式呼吸。以意元气归藏于丹田也。

# 第三节　太极穴、太极按摩与太极疗法

## 一、太极穴

脐为太极穴，亦名神阙。

《太极拳论》曰："太者，大也，至也；极者，枢纽根底之谓。"因脐通五脏，真神往来之门户，故名神阙。可见脐是五脏真神出入最大之门户枢纽，胎儿在母体禀受五脏元气真神之阙道，故脐亦称为太极穴。

## 二、太极按摩

太极按摩，一是指在太极穴施用的一种按摩手法；二是能培扶元气而行气化功能，鼓舞中气，增强升降出入之气机，加长加深自然呼吸，使大气壮旺，血脉畅荣，五脏六腑得以自然呼吸，充分发挥了人体的自然本能，符合太极的理念。

### 三、太极疗法

太极疗法，即是通过太极按摩以克治多种疾病的方法。

日本的泽田健认为："调整五脏六腑的中枢，末梢疾病每因得之愈了的疗法，称之为太极疗法。"又认为："人体中的新陈代谢，时刻不停地在为驱除疾病而活动着，利用这种活动的力量来治疗的医术，即是大乘的疗法；以药物来治病的，只能算是第三流的疗法……人体内的动力活泼是第一医学。"

著名的自然医学家、美国的安东·威格莫尔说："我的基本理论是：人体固有的抵抗疾病的自愈能力，只要不用化学药品、动物脂肪侵袭它，而用天然植物中存在的大量丰富的营养来滋补它，人体的这种自愈能力就能充分发挥。"

婴幼儿太极按摩正是综合了中外先贤的理念，既能培扶元气，又能鼓舞中气，增强气机升降运动之力，提高人体整体生理运动的能力，使正气得复，病能自愈。

# 第四节　手法的发明及基本理论

### 一、手法的发明

先师在长期的儿科推拿临床实践中，对传统推拿手法的运用常感不力，往往难以手到病除。后通过对太极穴的深入研究，逐步认识到该穴之重要性和应用价值，若能借此而激发人体元气，使之昌旺，加快气血运行，增强气化功能，便能克制相关的病证。

然而，怎样才能激发元气、增强气机的升降出入运动呢？在不断的琢磨和实践中，先师发现：在脐部太极穴处施以手法按摩，多可收到事半功倍的治疗效果。这一发现使其兴奋，使其鼓舞，于是先师逐步完善手法，探索机理，总结了一套比较完整的治疗经验。只用此一穴按摩给小儿治病，并配合几个疗效较好的自制方剂，每每收到意想不到的疗效。他曾感慨地说："妙哉！太极，余生平治病独用此一穴取胜！医者多忽视之。"

在研究的过程中，先师也曾配合其他腧穴如肾俞穴、命门穴等来按摩，后来从效果上比较，最终单取太极穴进行按摩。现选择先师总结的有关理论及主要歌诀，与读者共同学习研究。

（一）有关穴位

中脘：中脘属任脉，在脐上 4 寸。中脘穴力通三焦，升陷降逆两擅其功。

肾俞：肾俞穴在自下数七节骨（脊椎骨）之两旁各开 1.5 寸处，中间有命门，内有动气，总司下焦水火之气。壮元气，通任督，握百年寿命之根。

命门：命门为元气之根，水火之宅。五脏之阴气非此不能滋，六腑之阳气非此不能发。

脐：脐为脐中，一名神阙，一名太极，属任脉。脐为命蒂，即人身之太极，为治五脏六腑疾病的重要穴位。

（二）疑难证单腹胀的按摩治疗

《医学三字经·胀满蛊胀》曰："单腹胀，实难除，山风卦，指南车，易中旨，费居诸。"

单腹胀之特点：四肢不肿，而腹胀如鼓，实为难治之证。

《周易》曰："利涉大川。"言治蛊者，如涉险阻以济之，如临大川大费精神，能具此回天术，而后可以无愧为上医。

《内经》曰："诸湿肿满，皆属于脾。"因而体会到，脾为通彻玲珑之体，居于中焦，以升陷降逆。一有瘀积，气化不能升降，陷于肿满。脾之性恶湿喜干。单腹胀病，仿佛久雨连绵，遍地淤泥，不能淡渗而致肿满。欲治此病，非用温燥之法不能除之。按摩脐肾，阳火大发，热气便通，淤积解，肿自消，邪自散，而单腹胀病自除矣！

附歌诀：

> 半亩方塘久遭灾，病到臜颓难徘徊。
> 釜底加薪积自化，浩浩潮气似冰释。

> 按摩脐肾间，内生太阳光。
> 日丽中天照，脏腑放光芒。
> 丹田发雷鸣，蛊灭身健康。
> 痿为不治证，只缘技不强。

## 二、按摩术的重要理论

### （一）太极按摩法

脐通五脏，为真神往来之门户，故名神阙。脐与肾息息相通。肾为一身之根蒂，先天之真元，故名幽阙。其中一窍（即命门）内有动气，总司下焦水火之气。按摩脐肾，使阴阳交感，任督互通，火蒸水沸，真阳生矣。从而气血流行，精神健旺，诸病皆可除。

### （二）下手功夫

手要热，心要静，一手按脐或肾，万念胥捐，凝注于手。如鸡温卵，一刻不可闪失；如猫捕鼠，一心注意在手，随着患儿呼吸，不即不离而行按摩之。

### （三）按摩术的主要歌诀

> 按摩脐肾间，任督通泥丸。
> 温暖丹田地，入脐一寸三。
> 腹内发雷鸣，咕咕在下边。
> 卅六宫常春，却病又延年。

想到按摩重则灵，病孩哭闹不安宁。

只因胆怯怕生人，不知手重娃疼痛。

若用轻手去尝试，多行按摩即安宁。

最后悟得烤手法，热手按摩娃欢迎。


按摩轻为宜，可缓不可急。

新生小婴儿，更要手浮皮。

脐乘呼吸气，肾用横摩力。

随着呼吸按，呼按吸要提。

《内经》未记载，发掘书中秘。

仲景传薪法，体会出来的。


通过短短的这几段论述、几首歌诀，只要我们去细心地体会领悟，就会对该按摩术有一初步的认识。但若要以言语或者文字来阐述其深层次的机理，却并非易事。这种轻如鸿毛的手法，看似不动的操作，常使人茫然莫测。只能通过老师手把手地教，通过大量的临床实践，慢慢地体会它的疗效。只能按照老师的经验，再到实践中去体验，变为自己的经验。

这种手似动不动的微弱力的作用，怎么会产生如此奇妙的临床效果呢？用常规推拿法，或者诸多中西药治疗效果不好的疾病，经此太极按摩手法治疗后，常有应若桴鼓之效，手到病除之功。譬如：小儿腹胀、腹痛、哭闹烦躁不宁，经中西药治疗效果不好，而用太极按摩术施治后，多于20分钟内缓解，或腹内咕咕雷鸣，胀消痛解而安然入睡。甚至一些垂危重症的患儿，通过按摩后病情很快得到转机。这个微弱力的作用，究竟产生了些什么功能，内脏系统又产生了哪些良性变化，这些问题亟待从理论上得到解释。

第二章　婴幼儿太极按摩

# 第五节　新的理论发现及机理认识

### 一、新的理论发现

#### （一）中医思维方式和理念的启迪

　　婴幼儿太极按摩是按照中医的理念、悟性的启迪发现的一个看似平淡之极的操作手法，以同声相应、同气相求的理念轻手按摩，鼓动气机升降运动，即产生意想不到的疗效，蕴含微妙的科学原理，因而不为很多人所理解。正如费伯雄《医醇賸义》中所说："疾病虽多，不越内伤外感。不足者补之，以复其正；有余者去之，以归于平……平淡之极，乃为神奇。"这极简单的道理，反而被很多人所忽视。然而，最伟大的发明往往出于平淡之中。瓦特正是注意到水开后壶盖不停向上跳动这一现象，由此发明了蒸汽机，实现了第一次工业革命。

#### （二）中西方哲学原理导致了不同理念的医学发展

　　中西方哲学原理与理念的分水而流，导致了中西医学的异峰突起。西方物理学的成就创造了现代科学文明，当然也包括了西医学。中医学遵循着中国古代哲学思想，并以此认识自然的发展过程。因此，用西医学的科学观去批判中医的不科学是不明智的。事实上，中西医学从不同的角度和侧面去认识人体的生命过程、实体结构及功能，导致了截然不同的理论系统和科学实践。任何使二者统一起来的愿望都是不现实的，相互之间也不能包容或取代。

　　中医的抽象思维模式决定了其特有的概念和范畴，如"气""阴阳""五行""寒热""虚实""脏腑""经络"等。中医把人体与自然看作是一个有机联系的整体和相互作用的过程，从发展变化的角度去把握疾病的本质，以便找到相应的治疗方案。中医学思维的广度和深度，都是西医学所无法企及的。

为了进一步理解、掌握太极按摩的作用与治病机理，我们有必要从源头上去认识和领悟。

### （三）共振力学原理运用的发现

依据先师所授按摩之秘诀"随着呼吸按，呼按吸要提"，其手法用力要轻："新生小婴儿，更要手浮皮。"并通过临床中对施术反应的观察，例如，按摩中，患儿会出现深呼吸或长吁一口气，知其能加长加深呼吸；出现嗳气、腹内咕咕雷鸣或矢气，或见有呕吐现象，知其对阳明不和、脾胃失调的治疗反应；可使体弱多汗、精神萎靡不振之患儿康复，体质健壮，体会到平和阴阳、培扶元气而扶正祛邪的功能……这样轻微而有节奏的力的作用，能产生如此明显的反应和效果，因而我联想到了"共振"力学原理的作用。

我们再研究一下"共振"这个力学的概念。它的定义是："在受迫振动中，当策动力的频率等于物体固有的频率时，物体所产生的振动，振幅达到最大值，这样的振动就叫共振。"

为了更深入地理解这一概念，我们来打个粗浅的比方：一个人坐在秋千上不动或做轻微的荡动，另一个人一下一下地推动秋千，如果秋千荡去的时候就推一下，秋千就会越荡越高。（图13）这就是因为秋千这个振动体，在周期性变化外力作用下，外因力的频率和振动体固有的频率很接近或者相等时，振动的幅度就会增大，秋千越荡越高。因而证明：物体产生共振时，由于它能从外界的策动源处取得更多的能量，往往会产生一些意想不到的效应。共振也可以解释为：凡是两个振动的物体，它们的固有频率相同，或者成简单的整数比，如1/1、1/2、1/3……都会产生共振。

产生共振需要的是频率相等，而不是力的大小。用力小，一则已能达到腹壁起伏的最大限度；二则即使频率不协调的时候，也不会因轻松的手法对原有频率产生抑制作用。相反，用力大，一则不易用手掌握随意的程度；二则当频率不协调时，唯恐对原有的频率产生相抵制作用，适得其反。

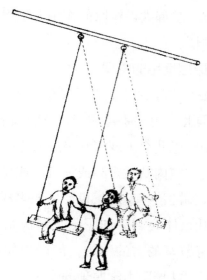

图 13　荡秋千

共振是大自然无限运动规律中的一种特殊运动形式。我们所解释引用的概念术语"共振"，是现代物理学的名词。我国古人对共振现象发现很早。《庄子·徐无鬼》就记载了调瑟时发生的共振现象："为之调瑟，废一于堂，废一于室。鼓宫宫动，鼓角角动，音律同矣。夫或改调一弦，于五音无当也，鼓之，二十五弦皆动。"

引文中的"废"，是放置的意思。这段话讲述了两种现象，前者是说在弹宫、角等基音时，置于一室的诸瑟相应的弦也发生振动。这是基音与基音之间的共振。后者是说如果调一弦，使它和宫、商、角、徵、羽五声中任何一声都不相当，弹动它时，另一个瑟上二十五根弦都动了起来。这是基音与泛音之间的共振。第二种现象一般情况下较难以察觉到，古人能发现这一点，说明他们的观察是很细致的。古人把这种现象叫作"同声相应"，与现代物理学共振的定义基本相同。

对于共振现象和效应含义的幽微，古人也早有认识。我国唐朝开元年间，洛阳一个姓刘的和尚，房间内挂着一幅磬，曾出现过几次未敲，磬却自动响了起来的现象。这种稀奇的现象被他一位老朋友知道了。这位朋友是通晓音律的宫廷乐令，于是来到和尚的住所，经过一番观察，发现每当寺院里的钟响起来时，这个磬也响了。于是拿刀把磬磨去几处，从此以后不再自鸣了。这就是磬的固有频率与寺院的钟的某频率一致，敲钟时由于共振，磬也就响了。

## 二、机理认识

太极按摩是一种在小儿肚脐以轻微的、随着呼吸的频率而按摩的手法。它与传统的小儿推拿疗法完全不同。小儿推拿疗法是根据中医的经络学说，按照点、线、面，施用推、拿、按、摩、揉、搓、掐、摇等手法的施术。通过经络的传导调节作用，内而五脏六腑，外而四肢百骸，使气血畅通以达到治病之目的。而太极按摩是直接调整气血运行，提高脏腑功能，最大限度地提高人体固有的自然疗病能力，来克治各种病证。《内经》说："正气存内，邪不可干。"张景岳说："世未有正气复而邪不退者，亦未有正气竭而命不倾者。"正是这个道理。

通过婴幼儿太极按摩，使腹壁产生了共振的效应。这种运动方式对小儿的机体产生了什么样的作用？体内的一切生理病理状态又产生了什么样的变化？怎样去解释治病的机理？下面我们从中医理论再做进一步的探讨。

这种运动方式，实际是以脐部为中心，整个腹式呼吸所引起的腹部运动方式，都直接受到这种共振力的作用。首先加长、加深了呼吸，同时调节了呼吸节律，增强了气机的升降出入运动。对腹内脏器及相邻的脏器都有直接或间接的按摩作用，增强了脏腑的功能活动，更重要的是加强了脏腑间的相互作用。按摩使经络传导有序，卫气营血运行顺畅，元气壮旺，阴平阳秘，升降有序等，才是这种共振力所起的最根本的作用变化。

## 第六节　治病原理探讨

### 一、中医对精、气、神的认识

中医将道教对精、气、神的认识借引于中医学，称为人体三宝。失和则为病，和谐则无病而延年。这种精、气、神的存在，不是指物质本身的存在，而是物质属性的一种运动规律。

中医所谓精，有从父母与生俱来的先天之精；有脾胃吸收的水谷精微，谓之后天之精。先天之精藏于肾，通过命门化生元气，由三焦输布于五脏六腑、四肢百骸，无处不到，无处不有，以行气化作用，是生命活动的保障、生命活动的基础，先天之精靠后天之精来补充。

中医所说的气，有广义与狭义之分。广义的气无处不在，无处不有，至大无外，至小无内，囊括宇宙，包罗万象，是宇宙间一切运动的方式。狭义的气是指人之生命过程中各种不同的运动方式。如元气、宗气、营气、卫气、经络之气、脏腑之气等，气在无限的相互作用中，产生无限的运动方式，皆从太极元气开始，由升降之气交而发挥作用。气与形之间的关系，张介宾说："形，阴也；气，阳也。形气相感，阴阳合也，合则万物生矣！"

中医对于神的认识，认为神是生命活动的体现。得神者生，失神者死。生命的存在，才体现了神的存在；神的存在与盛衰，也是生命存在与盛衰的体现。

### 二、精、气、神与肺、脾、肾的关系

#### （一）精、气、神及相互之间的关系

中医认为，神是神态、知觉、运动等生命活动的主宰，与先天之精生而并存于肾，相依于后天水谷之精对先天之精的补充，相互联

系为用。神气足，则一切生命活动旺盛；神气散，则体弱多病。精、气、神之间的关系则如李东垣《脾胃论》所载："气乃神之祖，精乃气之子，气者，精神之根蒂也，大矣哉！积气以成精，积精以全神。"所以精、气、神是人体的基本运动方式。元气藏于脐下为先天之根；大气积于胸中为后天之桢楗。通过太极按摩，能使精充、气足、神全，阴阳交感，任督互通，大气一转其结乃散，气之升降有力有序，即充分发挥人体自然疗病能力的疗法。

（二）精、气、神与肺、脾、肾之间的关系

精、气、神是人体的三宝，这三宝的运动规律又与肺、脾、肾三脏关系最为密切。

中医学认为，肺司呼吸，主治节，朝百脉，主宣发肃降，通调水道。由肺吸入的大气与脾胃吸收的水谷之精，合而为宗气，辅佐心脏推动着血脉运行于五脏六腑、四肢百骸，调节输布于全身。通过对全身气机的调节，调理全身津液的输布与排泄。若主治节失常，则宗气生成无源，布散无力，血行失序，津液失调，升降失职，皮毛卫外功能不强，呼吸系统疾病由是而生。

脾胃为后天之本，气血生化之源。脾胃所生水谷之精，其清升浊降以滋养五脏六腑、四肢百骸。脾水谷之精充足，则宗气充盈，肾之元气亦得到补充。反之全身功能失调，百病丛生。所以历代医家无不重视对小儿脾胃病的研究。始从公元3世纪末、4世纪初流传的第一部儿科专著《颅囟经》（也是世界上最早的儿科专著）就有相关的小儿方药的记载。明代万全在《幼科发挥》中指出："或未满百晬，而遂与酸咸之味，或未及周岁，而辄以肥甘之物，百病由是而生焉。"又说："脾胃壮实，四肢安宁，脾胃虚弱，百病蜂起。故调理脾胃者，医中之王道也。节戒饮食者，却病之良方也。"迄今为止，疳积仍是儿科疑难顽症，无论从调理上、治疗上均感乏力。西医按症状分为一、二、三度营养不良，也无特别有效的治疗方法。

肾所藏之精，由父母阴阳相媾与生俱来，称为先天之精。先天之

51

精由两肾之间的命门化生元气，贮于脐下3寸关元穴内。元气又通过三焦输布全身，内而脏腑，外而肌肤，上至泥丸，下至涌泉，无处不到，无处不有。元气是生命活动的动力，具有激发推动脏腑组织功能活动的作用。因而元气充足，脏腑功能旺盛，身体强壮而少病；元气不足，则脏腑功能低下，身体虚弱而多病。这种脏腑功能活动的过程，也叫"气化"，是生命活动的体现。元气由先天肾精产生，靠后天水谷之精补充。可见肺、脾、肾三脏在人体之重要，而脾胃功能盛衰更为重中之重，因而历代医家无不重视对小儿脾胃病的研究。明代万全在治疗上指出："首重保护胃气。"

气为神之祖，神与精并存，精、气的运动，体现了神的存在与作用。肺、脾、肾运动的总和，即是精、气、神存在的依附。因而肺、脾、肾等运动功能的盛衰，即体现了精、气、神的盛衰。人体健康与否、疾病的发生转化皆是如此。

通过太极按摩所产生的共振效应则显然而知：

1. 增加呼吸量，调节呼吸节律，提高了肺的功能，促进了宗气的生成与运行，而使气机的升降有力、有序。

2. 脾胃等脏器受到直接、间接的按摩作用，提高了脏腑功能的活动能力，加强了对水谷精微的吸收，对糟粕的排泄，增强了中气的升降出入运动。

3. 直接鼓动元气即肾间命门动气翕辟出入之机，增强三焦输布、气化的功能，并得到脾胃所生水谷之精的补充，使元气充足。

4. 促进了经络有序、有力的传导作用。

5. 最大限度地提高了精、气、神的运动规律。

6. 不打乱生理运动的自然规律，处之自然泰然，更于打断一切恶性刺激后进入睡眠境地。

7. 最大限度地提高了人体的自然疗病能力，从而克治相关的病理状态。

8. 彻底增强了体质，提高了抗病能力，使之健康成长。

因而，寒者温之，热者清之，虚者补之，实者泻之，抑者散之……若戡定祸乱，大有一鼓荡平之意。

## 第七节　手法和施术反应

### 一、手法

母亲平膝而坐，将小儿托放其上或仰卧床上，医者将手烤热（尤其是寒冷季节），左手或右手内劳宫对准小儿太极穴，施以与小儿腹式呼吸腹壁起伏的频率相等的外力。用力极微，重在意、在合拍，使产生共振的效应，20分钟左右即可见到功效。（图14）

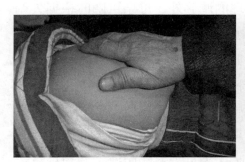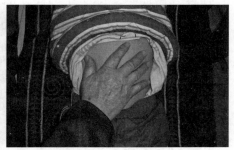

**图14　按摩手法图**

### 二、施术反应

在施术过程中，若见小儿能深呼吸一次或长吁一口气，即证明手法之成功。注意应与手重压迫出现的深呼吸或嘘气相鉴别。若胃脘有宿食或胃气不和，可出现嗳气现象；若胃功能不强或有腹胀，就会觉得手下有辘辘动气或矢气。当其结在上，在施术过程中，可能有呕吐现象，不必害怕，乃同吐法治疗。如能十分合拍对症，可在施术后打断一切恶性刺激，使病儿进入睡眠境地。

第二章　婴幼儿太极按摩

孟子曰："梓匠轮舆，能与人规矩，不能使人巧。"前面我们讲了有关太极按摩的理论内容，而对于手法的操作运用，还须手把手地教了以后，才能心领神悟，以便达到更深层的理解和运用。

## 第八节　功能作用、治疗范围与注意事项

### 一、功能作用

**1. 功能**　培补元气，增强气化作用，调理脾胃，鼓舞中气，增强气的升降出入运动。

**2. 保健作用**　婴幼儿在其生长发育的过程中，都会出现不同程度的脾胃失调症状。除了平时给予合理的调养外，母亲可随时根据失调的症状，给予适当的太极按摩。如此从根本上降低了小儿的发病率，确保其正常生长发育，因而是一种上乘的保健方法。

**3. 治疗作用**　对脾胃功能失调引起的一切症状有独特的治疗效果；对正气不足、体弱多病的易感儿，可增强其体质，使其逐步康复。

**4. 对危重病患儿有抢救作用**　临床常见有食积阻滞，脾胃气机不得升降，而暴发高热、抽搐、昏睡等急危症状者；或胃弱脾阳不发，吐泻之后慢惊风抽搐者；或正虚汗脱，阴不潜阳者，均可单独或配合其他疗法进行抢救，常见速效而康复。

### 二、治疗范围

太极按摩主要对 5 岁以下小儿有特效。

1. 对不乳、吐乳、呃逆、腹胀、腹痛、伤食、积滞、厌食、疳积、自汗、盗汗、便秘等消化系统疾病有特效。

2. 对感冒、发热、咳嗽、痰喘、肺闭、胎黄、夜啼、乳蛾等病症

有辅助治疗作用。

3. 主要对症的体征、症状：不乳、吐乳、腹胀、腹痛、哭闹烦躁、干呕、咬奶头、便溏、泄泻、大便干粪头或便秘、厌食、手心热、咳嗽、痰喘、发烧或见夜间尤甚、抽搐、枕秃、方头、多汗（钙吸收功能差）、睡觉口眼闭不严或趴着睡觉、挖鼻孔、面黄发枯成穗、吃奶噎、吃馍卡、叫他他不理等发育迟钝症状以及反复感冒、易患肺炎等易感儿。

### 三、注意事项

1. 5岁以上小儿，因脏腑已趋于坚实，反应亦失灵敏，使用太极按摩手法调治多有不力。即使十分对症，也需配合中药等其他疗法，并加长按摩时间和次数。

2. 在养育婴幼儿的过程中，应以调养为主。不能认为按摩没有副作用，就频繁给小儿按摩。应明确按摩是帮助脏腑功能的运动，频繁靠按摩调理，而不去注意调养，可造成脏腑功能的依赖性。

3. 凡一切疾病，只要有脾胃失调、正气不足者均可配合按摩。但一些急性传染病、肠功能亢进的暴注下迫性腹泻等，应采用其他治疗措施，以免延误病情，按摩可作为善后调理。

4. 对某些重症，可加长按摩时间到一两个小时，或一天几次。

5. 掌握太极按摩的治病原理，侧重调理脾胃，培扶元气。

### 四、普及和推广的意义

小儿脾胃功能失调所引起的各种症状，为儿科常见病、多发病的根源。若失治误治，又多成为易感儿，甚至遗患终生，严重影响着小儿的健康成长与智力发育。婴幼儿太极按摩施术简单，易掌握，见效快，治愈率高，无痛无副作用。只要能从理性上有正确的认识，照法施术，就能使婴幼儿在生长发育过程中少生病而健康成长，从根本上提高小儿的体质。这不仅节约了大量的医药资源，更重要的是对于提高国人体质，富民强国，将会产生深远的影响。太极按摩之术若能走出国门，必将对降低全球儿科疾病发病率及中医走向世界有所裨益。

# 第三章

## 婴幼儿太极按摩的临床应用

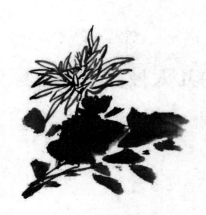

## 第一节 新生儿疾病

### 一、不乳

小儿吮乳为先天之本能，生后应于 10 小时后给乳，小儿会自然吮吸吞咽。若不会吮吸咽乳，则为不乳。不乳可分虚实两种，由先后天诸因而发病。

#### （一）病因病机

早产儿，或父母身体虚弱多病之小儿，生后元气虚弱，或母亲怀孕之月过食寒凉食物或过用寒性药物，使小儿胎气受寒致生后脾胃虚寒而不乳者，均属虚证。在出生过程中，胎儿误吞入羊水、恶血等污物积于肠胃，或壅滞见大小便不通，使邪从热化，脾胃气机失调，升降失职，或见胸腹胀满者，此多为实证。

#### （二）辨证论治

**1. 气虚脾寒** 小儿因早产或父母精血不足者，其元气不足，形神怯弱，声息低微，哭声低沉无力或不哭，目闭神疲，面唇色白无华，指纹淡红一线，无力吮吸吞咽，病势危重。或因禀赋素寒，或生后受寒袭而气机受阻。症见：口鼻气冷，手足稍凉，哭声绵绵不休，指纹淡红隐隐。此乃元阳不发，寒邪凝滞客于脾胃，影响受纳运化，故不乳。

治宜培扶元气，扶阳理脾，助升降而发动脾胃之气，鼓胃气而增强运化功能，则脾胃得和而能乳。

婴幼儿太极按摩能培扶元气、和阴阳、理脾胃，故对此病常不药而愈。但对一些证情较重的患儿也需配合药物疗法，以免延误病情。在按摩中，若能很快见到目转神明，口鼻气息渐旺，或手足渐温，欲试乳者，则不用配合药物。若见目闭神疲、体温不高等一派阳虚危症，急应配合中药救治，并按证选方遣药，勿使延误。

元气虚弱者应选用独参汤、四君子汤、保元汤，以培扶元气、振奋阳气。

脾胃气寒者应选用理中汤或附子理中汤、参附汤，以温中散寒、健运脾胃。

**病例** 一小儿妊娠不足 7 月早产，生后 3 日不睁眼，不会吃奶，气息微弱，不哭不动，抢救 3 日无效，求余救治。吾选用四君子汤加黄芪，即党参 5g、白术 3g、云苓 3g、黄芪 6g、炙甘草 1g。药煎好后，一点一点往患儿嘴里滴，并配合按摩，每次按摩 20 分钟，间隔 1 小时再按摩。3 次后，间断饲药 1/3，下午再按摩施药，逐渐患儿眼睁开，并慢慢开始吃奶，继续调治而愈。

方中党参加黄芪，倍增甘温补中益气之力、扶脾养胃之功；白术苦温，能健脾燥湿、助脾运化；茯苓甘淡，合白术以助健运之功；炙甘草甘温，和中益气。配合按摩能增强培补元气之力，启动胃肠蠕动升降运化，使元气回升，运化有序而速见转机。需要注意的是，越是危重患儿，本已极虚，所谓培扶，越要循序渐进。无论给药、按摩，都要急中有序，逐渐递增，观察变化而灵活运用。

**2. 秽浊郁积** 小儿出生之时误吞入羊水、恶血，郁积肠胃，壅结凝滞，邪从热化，传导运化功能恢复受阻，升降失调。症见：面红气粗，呕吐频作，二便不通，烦躁啼哭，苔黄厚腻，指纹紫滞，不欲吮乳，属于实证。

婴幼儿太极按摩能直接帮助胃肠蠕动，以助传导运化功能正常，升降有序。气通积自下，阴阳平和，燥热去，其症渐解。其积滞在胃脘者，按摩中渐或出现呕吐现象，可不必害怕，治若吐法。总之，六腑以通为用，通过按摩可使肠胃所积恶物排出，生机转归。本证为太极按摩的对症病证，单独按摩常可取胜。

凡有吞入羊水、恶血壅滞肠胃，常化热与胎粪结而不下成为胎毒。即使通过按摩，其胎毒未必会全部排出，成为以后致病的重要内因，易诱发咳喘等，故应配服胎毒散（经验方），以荡涤瘀积肠垢。

胎毒散（经验方）：锦纹大黄（大黄佳品，断面纹细如锦缎纹，青海省产者佳）1g，粉甘草0.5g，辰砂0.06g。共为细末，按婴儿体重、体质而异，每服1/3、1/2、2/3，配红糖水点滴喂饲；或将少许药面置于患儿舌上，以乳汁冲服，每天一次，以泻下胶黏黑粪为度。配合按摩调理，大便可逐渐转为黄色而毒尽痊愈。


附：缺乳

产后或哺乳期乳汁缺少或全无，称为缺乳。缺乳本属妇科范畴，因与婴幼儿喂养直接关联，故于此提出供参考使用。

（一）病因病机

中医认为，乳汁为血所化生，赖气血运行调摄，所以母亲气血虚弱或气机壅滞均可致乳汁不生或不通。

（二）辨证论治

**1.气血虚弱**　缺乳而乳房无胀痛感，面色苍白无华，皮肤干燥而无润泽，或食少便溏，舌淡无苔，脉细弱，此为气血俱虚之象，使乳汁生化无源，无乳可行。治当以补血益气为主，佐以通乳，此型多出现于产后。

方药：通乳丹。党参12g，生黄芪15g，当归12g，麦冬9g，通草9g，桔梗9g，猪蹄2只。先将猪蹄煮熟，去蹄留汤煎药，早晚2次，温服。

方中黄芪、党参补气理脾胃，当归、麦冬养血滋阴，桔梗、通草利气通络，猪蹄补血通乳。诸药合用则气血充足，乳汁能生。

**2.肝郁气滞**　产后乳汁不行，或在哺乳过程中突然乳汁中断不行。症见：乳房胀痛，精神抑郁，胸胁不舒，胃脘满闷，饮食减少，舌苔薄黄，脉弦。此为肝气郁滞、气机不通而影响乳汁生化，多因母亲情志抑郁所致。治宜疏肝解郁，佐以通乳。

方药：下乳涌泉散。当归9g，生地黄15g，白芍9g，川芎6g，柴胡 5g，青皮 6g，花粉 9g，漏芦 6g，桔梗 9g，通草 9g，白芷 6g，穿山甲 9g，王不留行 12g，甘草 6g。水煎，分 2 次服。

方中当归、白芍、川芎补血养血行血，生地黄、花粉补血滋阴增液，青皮、柴胡疏肝解郁结，桔梗、通草、漏芦、穿山甲、王不留行行气通乳，甘草缓中调和诸药。全方可使肝郁得解而络通，乳汁自行。

简易方：

（1）王不留行 50g，猪蹄 1 只。同炖，猪蹄炖烂后，去掉药渣，再加食盐少许，吃猪蹄喝汤，分 2 次吃完。此方适用于气虚乳汁缺少者。

（2）黄酒 2 两，甘薯半斤。先用甘薯煮汤，再加黄酒趁热吃完，再盖上被子睡下，休息一会儿待汗出，慢慢使体凉汗止，乳汁会快速通利。此方来源于民间一验方，适用于气滞乳汁突然中断者。

（3）穴位按摩下乳法：膻中穴、少泽穴、太冲穴，每天各按摩 3～5 次，每次 5 分钟。（图 15）此按摩法安全而效果好，母亲可自己按摩。

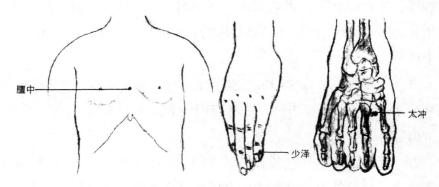

图 15　膻中、少泽、太冲穴示意图

## 二、吐乳

吐乳是新生儿常见病。常因吞入羊水、伤乳、感受寒邪或胎禀受热，使胃失和降、气逆于上而致，常反复不愈。

（一）病因病机

初生儿吐乳，以哺乳不当，频喂无度，使乳停滞于胃，胃气上逆而吐者最为多见。孕期母亲过食寒凉之品，致胎气受寒，寒邪浊气滞留蕴结于胃，胃气失调上逆而吐。若母亲孕期喜食肥腻辛燥之品，致胎气受热；或产时胎儿误吞入羊水蕴结于胃，郁而化热，此热壅于胃，胃气上逆而吐。

（二）辨证论治

新生儿吐乳，首当与溢乳相鉴别。吐乳者，常为呕吐并作，从口鼻中喷出，或食后而吐，或朝食暮吐，或随乳随吐。溢乳则为喂乳不当，姿势不对，吮乳过饱，常从嘴角溢出，不属病态。

吐乳总以寒、热、伤乳为多见。伤于寒：时吐时止，或朝食暮吐，面白肢冷，乳食不消。伤于热：随食随吐，吐有酸腥臭味，口中热，面红唇干，烦躁不宁。伤乳：吐出奶瓣，气味酸腐，腹胀，哭闹不宁。无论哪种病情，总为胃失和降、胃气上逆所致。或见寒热夹杂、虚实变化而迁延不愈者，太极按摩术均有良效。若见呕吐频作者，可配服"征逆丹"，以助降逆安胃之功，以快速止吐。

**病例 1** 一未满月小儿，因吐乳求去家中诊治。诊见：小儿哭闹烦躁，乳从口鼻涌出，气味酸腐，吐后方快为安。腹胀，吐后欲乳。此为比较典型的伤乳而吐乳。单独施以太极按摩两次而愈，并见小儿能安睡。嘱家长注意定时喂乳，后随访未再复发。

**病例 2** 一小儿生后月余，症见吐乳，不欲乳，烦躁哭闹，吐后稍安稳，吃奶后入睡一会儿又醒。经按摩调治两次后，症状缓解能安睡，不几天又反复如初。问知还是不注意节制给乳时间，一见哭就给乳，余解释不从病因上阻断，则无法治愈，必须明确三分治疗七分调理的道理，并提示：百日内 3 小时给乳一次，百日后 4 小时一次，晚上 2 次，慢慢调整，小儿就习惯了。按摩一次，给"征逆丹"0.3g，每天 0.1g，再未复发。

按：新生儿吐乳，伤乳者最为多见。注意按时给乳，勿于饱食，常能自愈。而母亲多不注意节制喂乳，常致积伤脾胃，百病蜂起。

征逆丹：姜半夏 1g，代赭石 1.5g，旋覆花 0.5g，茯苓 0.6g，甘草 0.2g。共为细末，每用 0.1～0.3g，每日 3 次。

方中代赭石重镇降逆，姜半夏降逆和胃、化湿止呕，旋覆花降逆止噫，云苓、甘草除湿和胃。全方具奏降逆止呕和胃之功，故能速止呕吐。

### 三、胎黄

胎黄是指初生儿皮肤、目睛、小便出现黄色的一种病变，多由湿热之邪留结于脾胃、抑其肝胆疏泄所致。

（一）病因病机

《证治准绳·幼科》曰："胎黄之候，皆因乳母受湿热而传于胎也。"传于胎之湿邪有内外二因。内因者，多由孕母湿热寒浊遗于胞胎，或先天缺陷胆管淤阻不通；外因者，常为临产、产后胎儿感受湿热邪毒所致。其病理基础乃小儿脏腑娇嫩，形气未充，稚阴稚阳，不堪邪扰。脾常不足，健运无力，肝胆疏泄之职未臻完善，故感受邪毒之后，脾无力运化输布，郁结中焦，熏蒸肝胆不能疏泄。或有胆管淤阻者，使气机壅滞，脉络淤积，胆液不能循经流行，溢于皮肤而发黄，流溢膀胱而尿黄。

（二）辨证论治

胎黄有生理性胎黄与病理性胎黄之别。生理性胎黄可自行消退，无需治疗；病理性胎黄则需辨证施治，勿失病机转归。

生理性胎黄多出现于生后 2～4 天，黄色较淡，7～10 天后可自行消退，个别体弱之胎儿可延长到两周以上消退。病理性胎黄多发生在生后 24 小时内，面目皮肤发黄，十余天后仍不消退。无论生理性胎黄还是病理性胎黄，其因皆不外湿热传变，其症轻重有别。生理性胎黄之湿热寒浊之邪瘀阻较轻，生理功能尚能克治，常可自行调理而邪去。病理性胎黄则受邪较深，毒邪较重，其生理功能克邪乏力，则见反复或日久不愈甚至加重，以至转危。

太极按摩术对胎黄有一定的治疗作用，但对毒邪深重、病变复杂的，尤其胆管不通的淤阻型胎黄，效果较差，需要配合药物辨证施治。然而在向愈阶段和善后恢复体质上，太极按摩可发挥良好的效果。故当发现小儿胎黄时，应及时按摩培扶元气，促进脾胃运化功能和肝胆疏泄之力。对于生理性胎黄，尤其体质较弱的新生儿，常能帮助胎黄迅速消退。对于部分病理性胎黄，症状较轻者，或能产生转机而向愈，或配服少量药物后因势利导而向愈。其证情较重或经过三五天按摩尚无转机者，则应采取各种治疗措施以防贻误病机。

胎黄辨证应首先以阴阳为纲，虚实为目，再看受邪之性质，酌情用药。胎黄总纲可分为阳黄、阴黄。阳黄常表现为：面目皮肤俱黄，色黄如橘，烦躁口渴，大便燥秘，小便赤，舌红苔黄腻，指纹红紫。阴黄者常表现为皮肤色黄暗淡，日久不退，神气疲惫，手足凉，舌质淡，苔白腻，指纹淡红。

胎黄的治疗原则应以疏泄肝胆、利湿退黄为主。阳黄治以清利，阴黄治以温化，瘀黄治以化瘀消积、利湿退黄。

**1. 湿热内蕴** 面目皮肤发黄，颜色鲜明而如橘色，便干溲赤，舌质红而苔腻，甚至烦躁不安，口渴，呕吐，腹胀，神昏抽搐，指纹色紫。治以茵陈蒿汤为主方，一般配合太极按摩培扶正气，增强脾胃运化及整体调节功能，常可服药一两剂而胎黄渐退。若呕吐加半夏、竹茹以降逆止呕；腹胀加厚朴、枳实以理气导滞；湿重加藿香、猪苓以化湿渗湿；水泛浮肿者加泽泻、车前子以利湿消肿。若热入营血，症见神昏抽搐，可加服安宫牛黄丸、紫雪丹清营凉血、开窍息风。

此型在胎黄病例中较为多见，病初多属实证。若能抓住主要病机，用药准确，治疗及时，病愈较快。

**病例** 一小儿出生后 10 天，目睛皮肤发黄渐深，大便溏而秽，小便深黄，舌苔黄而厚腻，间或呕吐，指纹色紫。证属胎黄，且湿重于热。急用茵陈 15g、栀子 6g、川大黄 3g、藿香 6g、猪苓 6g，配合太极按摩。服药两剂溏泄见少，胎黄渐退；又按摩两天，每天1次，大便转黄，胎黄已去大半。

**2. 寒湿瘀阻**　面目皮肤发黄，色淡而晦暗，或见日久不退，或反复出现，神疲身倦，四肢欠温，纳少易吐，大便溏薄色灰白，小便短少，舌质淡苔白腻，指纹淡红。治以温化湿郁为主，方用茵陈理中汤。

**3. 瘀积发黄**　面目皮肤发黄，色深而晦暗，腹部胀满，食后易吐，大便灰白，小便黄短，常出现瘀斑，衄血，唇色暗红，舌见瘀点，苔黄，指纹紫滞。治宜化瘀消积，疏肝退黄。方用茵陈蒿汤加郁金、枳实。瘀证明显的可加桃仁、红花、泽兰以助化瘀之力。

## 四、丹毒

丹毒又名赤游丹、赤游风。其色赤如丹，僵硬，形如云片，边缘隆起，界限清楚，又游走不定，迅速蔓延为其主要特征。多发于婴幼儿，夏季多见，一年四季都可发生。

### （一）病因病机

丹毒是邪热搏于气血而发的病变，外感风热或内蕴胎热皆可致病。外感风热多由护理不周或小儿皮肤损伤，均能使邪热之毒侵入小儿皮肤，与血中之热相搏，随气血游走全身。如脐部病患、尿布湿疹、蚊虫叮咬等。内蕴湿热常因母孕之期，素体阳盛，或喜食肥腻、辛辣厚味，其热毒蕴结于内，搏于气血，此蓄伏之胎热常能致小儿初生即患此疾。

### （二）辨证论治

本病初起常有恶寒发热，烦躁多啼，两目生眵，唇焦口干。其邪毒初袭，入于血分，发于肌表，皮肤迅速出现红肿、热痛。继而形如云片，边缘隆起，界限分明，游走不定。发于四肢的较轻，发于腹背的为重。起于四肢而传于腹背为病情转重，起于腹背而流于四肢为病情转轻。若邪毒内陷心包，上蒙清窍，肝风内动，则病情转重，出现神昏、抽搐等危候。

本病无论外感邪毒、内蕴热毒，其发病急遽而又易转重转危。其热毒非药物不能得到迅速清解，故以太极按摩术施治乏力。必以清热泻火、凉血解毒之法，配以疏风散邪、清泄里热而解毒。更应早期诊断治疗，以防传变转重转危。

轻症：普济消毒饮主之。酒炒黄芩10g，酒炒黄连10g，陈皮6g，生甘草6g，连翘10g，板蓝根10g，玄参10g，柴胡6g，桔梗6g，马勃6g，牛蒡子10g，薄荷10g，僵蚕10g，升麻2g。

重症：犀角解毒散主之。重甚昏迷抽搐者，可用清瘟败毒饮加减。

**病例**　邻舍杨某之孙，1个月大。小儿生后二十余天发现下肢有局部片状红肿，到满月时因其母乳房肿痛、发烧求去家中诊治，才告诉小儿的病情。细查，小儿眼多眵，唇焦口干，丹片未流向腹背，问知其母怀孕期间喜食辣椒。治用普济消毒饮，并嘱每次服药应少许频服，次日患处色淡转轻，1剂药分3天服而愈。

治疗此例丹毒，同时治疗乳母的乳痈，母用瓜蒌牛蒡汤以通乳散结、活血行气，佐以清热解毒。此母子有同因相求之理，母之气血得到调理，亦有助患儿康复。


附：胎毒

临床常遇新生婴幼儿，每见喉有痰声，多以肺炎论治；每见腹胀大便不通，又是肠梗阻之类而施。吾查之皆胎毒之邪也，常以集成沆瀣丹改为汤剂而治之，配合按摩顿获捷径而愈。故此将前人立论辨证之法，浅析以记之。

胎毒者，前贤认为是胎儿精血中之毒，即命门相火之毒。其病因是由于孕妇恣食辛热、肥甘厚味，或生活调摄失宜、遗毒于胎，或郁怒悲思等导致。所发之病变，诸如新生儿丹毒、湿疮、痈疮、重舌木舌、鹅口疮之类，一切胎热、胎寒、胎黄、抽搐之类。凡胎儿初生，有病多属胎毒。前人之论述，有见东垣红丝瘤之论，丹溪胎毒之论，万全、陈飞霞亦继而有论，且各有立法方药。临证选用陈飞霞《幼幼集成》所载"集成沆瀣丹"一方而施，多获效验。

原方为丹散药，习用改为汤剂如下：

川芎3g，酒大黄3g，黄芩3g，黄柏3g，黑牵牛2g，薄荷1.5g，滑石2g，槟榔3g，枳壳2g，连翘2g，赤芍2g。

原方论曰："黄芩清上焦之热，黄柏清下焦之热，大黄清中焦之热，又借其有推陈致新之功，活血除烦之力，能导三焦郁火从魄门而出。（注：用酒制者不使邪热留于上且缓泻不使猛烈）犹虑苦寒凝腻，复加槟榔、枳壳之辛散，为行气利痰之佐使。川芎、薄荷引头面风热从高而下趋；连翘解毒除烦；赤芍调荣活血；牵牛利水，走气分而舒郁；滑石清润，抑阳火而扶阴，又能引邪热从小便而出……真济世之良方也。"

本方主治小儿一切胎毒、胎热、胎黄、面赤目闭、鹅口疮、重舌木舌、喉闭乳蛾、浑身壮热、小便黄赤、大便秘结、麻疹斑瘰、游风癣疥、流丹隐疹、痰食风热、疳腮面肿、十种火丹、诸般风搐神效。

**病例1** 杨某，男，1个月。因胎黄未愈而大便不通，咳有痰声。某医院拍片诊为"支气管肺炎"，要求住院以进一步确诊，因不愿住院来诊。吾诊为"胎毒"，此胎黄属阳黄而湿热未尽，毒热结于大肠则大便不通，移热于膀胱则小便黄浊，湿热上壅于肺，故见咳痰频作。治用连须葱白一段、生姜一小块、食盐少许，共捣烂成膏罨脐部，以塑料膜覆盖固定；制蜜栓纳入肛门内，两个小时后便通腹胀消。继服集成沆瀣丹改为汤剂（如上方），三天服药两剂并配合按摩，咳嗽基本消失，小便转白，大便变黄通畅，胎黄亦明显好转。

**病例2** 秦某，女，1个月。腹胀紧绷，大便不通4天，面目红赤，咳有痰声，指纹色红，某医院诊断为"肺炎，低位肠梗阻"，已开住院通知书，因不愿住院来诊。吾诊为"胎毒"，按病例1的治疗方案施治，服药仅1剂，又单独按摩4天而愈。

**病例 3**　李某，男，3 岁。因全身溃烂，久治不愈来诊。诊见：两眼周围、口周围色红艳，脑后、肚腹有溃烂之处，尤其肘部、腿部膝以下部分溃烂结痂成片。每天晚上瘙痒难忍，常抓破至流血和脓水，曾求诊于当地各大医院，皆以湿论治，久治无效。2 岁后更为严重，近 1 年已花费万余元。询问病因病史，知其母孕期常吃火锅，即辛辣、肥腻之品。患儿食欲旺盛，两眼眦早晨多眵，一派阳盛体质，遂诊为胎毒。吾予以每天按摩调整全身功能，并配服集成沆瀣丹，3日后溃疡面周围红晕消退，结干痂，半月后痂退大半。期间曾加服荆芥 6g、防风 6g、蝉蜕 9g、地肤子 15g、白鲜皮 9g、赤芍 6g 以止痒。患儿食用鸡蛋后病情加重，于上方中加苦参 9g、地龙 9g，很快症减。治疗前后对比及其他见例见书末彩图 1 ～ 3。

按：凡小儿胎热引起的一切胎毒，都可用集成沆瀣丹施治。另有一 5 岁小儿，面部红斑，全身多处溃烂，久治不愈。询其病史，知其母孕期常吃辛辣之品，生后不久便见小儿有目眦多眵及各种热毒症状，仍以胎毒辨证施治而愈。

### 五、夜啼

小儿白天如常，入夜则啼哭不宁，或每夜定时而哭，或通宵啼哭为夜啼的主要特征。此证多见于初生儿，多为寒凝气滞所致。

小儿对于各种不适或要求不能用语言表达，遂以啼哭表达其痛楚、欲求的反应，一定要辨明所哭之因。譬如饥饿啼哭常表现为哭声绵绵，给乳即止；喜光者关灯后啼哭，开灯后则哭止；尿布湿或欲排尿而啼哭烦躁，换其尿布或让尿了后则哭止。曾见一小儿啼哭不止，后发现其手指绞缠有头发使疼痛故致此。这些正常的反应、意外的痛因皆不在本病的范畴，一定要脉、证、因查清后方可施治。

#### （一）病因病机

**1. 脾寒**　常因孕母素体虚寒，或贪食寒凉冷饮，使胎气受寒，寒从内生；或小儿出生后腹部受寒，寒凝气滞。夜属阴，脾为至阴，入夜其寒更甚，寒凝甚而腹痛啼哭。

**2. 心热** 孕母平时性情急躁，心经有热，或嗜食辛燥生热之品而生心火，使胎儿出生后内有蕴伏之热。夜则阴盛阳衰，正阳无力与伏蕴之邪热抗争，积热上扰，心火上炎，致心神不安而烦躁啼哭。

**3. 惊恐** 小儿神气怯弱，猛触异物或闻异声，暴受惊吓，心神不宁，睡中惊惕而哭。

（二）辨证论治

小儿夜啼之因不外脾胃虚寒、心经积热、惊恐神扰。太极按摩有一定的治疗作用，尤其对脾胃虚寒者，常可不药而愈，证情较重者当配服温散寒邪之药。对心经积热和惊恐神扰者，多需配合药物方能取捷效。

**1. 脾寒** 入夜啼哭，下半夜尤甚，哭声低弱，喜屈腰或俯卧，口中气冷，四肢不温，或见吮乳无力，尿清便溏，面目青白，唇淡无华，舌淡苔薄白，指纹淡青红等，属脾虚脾寒之象。

通过按摩能鼓舞阳气，振奋脾阳，使运化健旺，寒凝得解，气滞通畅而腹痛止。证情较重的可配服乌药散加减调理。

**病例** 王某之孙，男，98天，因腹泻求余出诊。诊见：患儿面唇色淡，查肛门色淡不肿，皱褶潮黏。问知大便略有泡沫，日三四次，伴有奶瓣、奶块，小便清长，口不渴唇不干，晚上睡不好觉，时醒而哭，指纹淡青红色，诊为脾虚受寒而泻。每天按摩一次，加服白术散，每天 0.5g，两天后大便开始变黄好转。但晚上 12 点后啼哭不宁，白天尚好，知其腹部寒气凝滞未解而夜啼。第 3 天按摩加服乌药散加减：乌药 3g，香附 3g，木香 2g，高良姜 3g，白术 3g，延胡索 3g，川芎 3g，甘草 1g。分两天频服，配合按摩而愈。

**按：** 此型较多见，因病情转化或延误病机失治误治亦常有之。家人又常以腹泻为主诉。另外，虽寒热易辨，然治之后复又啼哭。这些情况临床必须细查所哭之因、所变之由，洞察病机，应其变而施治，并多行按摩调理整体功能。

**2. 心热** 哭声洪亮，烦躁身热，不喜见光，上半夜啼哭较甚，面赤唇红，口中气热，尿赤便干，舌尖红，苔薄黄，指纹红紫。

此证与寒证较易分辨，唯治法重在用药为主，配合按摩调理，治以清心安神。

方药：导赤散加减。生地黄 5g，木通 3g，竹叶 2g，甘草 2g。邪火大加黄连 1g、灯心草 1.5g。

**病例** 李某之孙，3 个月。面目红赤，夜哭不宁，白天也睡不沉，醒时烦乱，吃奶口中觉热，尿赤便干，已调治近月余，愈哭愈甚。求余诊治即辨证施方，以导赤散加黄连、灯心草两味配合按摩，嘱当天将药液频饮完，当夜则能安睡，继续按摩两次再未复发。

**3. 惊恐** 夜间啼哭，哭声尖锐，睡中惊惕易醒，神情不安或偶有瘛疭，面色乍青乍白，指纹青紫。

此证治以镇惊安神，方用朱砂丸加减，配合按摩调理。见有瘛疭可揉搓耳后瘛疭穴，或针刺静脉分岔处放血。（图 16）

瘛疭穴：该穴为先师一经验穴，乃经外奇穴，历代针灸书籍未有记载。先师于临证中，每遇小儿瘛疭，无一调治捷径，偶遇一老妪，在小儿受惊后，即揉搓耳后。得到启示，每遇小儿瘛疭，试于耳后针刺放血甚效，并治眼睛瞳仁白点。

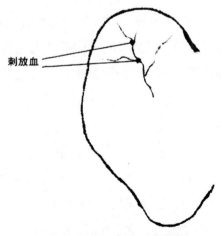

刺放血

**图 16 针刺瘛疭穴示意图**

## 第二节　外感疾病

### 一、伤风、感冒

小儿感冒一证，从病因病机上看有伤风、伤寒之别。伤风者轻，伤寒者重。一年四季皆可发生，尤以冬春为多见，为小儿多发病之一。临床以发热、恶寒、头痛、身痛、打喷嚏、咳嗽、鼻塞流涕为其主要特征。

#### （一）病因病机

小儿脏腑薄弱，皮薄肉嫩，腠理不密，脾胃不健，神气怯弱，是小儿感冒的内因。寒热不能自调，饮食不知自节，当出现乍寒乍热气候突变之时，较成人更易感受外邪，此为外因。

肺合皮毛，开窍于鼻，位居五脏之上，称为华盖。外邪由口、鼻、皮毛入侵，首犯肺卫，卫表开阖失司，肺失宣泄，寒郁化火，故出现恶寒、发热、鼻塞、流涕、咳嗽、头痛、身痛等症状。

由于四季的变化，可见夹暑、夹燥、夹湿之证。肺气虚，脾不足，神气怯弱，又常导致夹痰、夹滞、夹惊诸证。小儿疾病易虚易实，传变迅速，又易化火生热，所以风寒、风热常互相掺杂，夹食夹滞最为多见，单独风寒、风热的分型则少见，且易传变出现变危、变重诸多重症。

#### （二）辨证论治

小儿感冒无论伤风、伤寒，受邪轻重，全身症状表现都比较明显，首治当以发汗解表为主。但因小儿素禀稚阴稚阳，辛温发汗太过，极易耗阴伤阳；辛凉过早使用，往往汗出不透，束寒外出。得其本尚难，每因延误病情病机，失治误治而转危转重，造成不良后果。常有"邪气未除正气伤，可怜嫩草不耐霜"，而损耗方生之气。因而，提高小儿的自愈能力，让生机旺盛的自调修复能力去调治错综复杂的全身失调症状，往往会起到意想不到的效果。婴幼儿太极按摩具有得天独厚的提高自然疗病能力的功能，所以无论是预防还是治疗感冒的过程中，都能起到一定的治疗效果和康复作用。

**1. 预防感冒** 《内经》曰："圣人不治已病治未病。"即未病先防，已病早治防变，但如何预防感冒，首先应明确易感病因，从主要发病的原因上去阻断，从各方面因素上去调理，这才是预防的根本方法。

从众多小儿感冒的临床所见，在同样外界气候条件下，小儿一有积滞，最易感冒。此时气血聚于脏腑，以调整脾胃失调状态，而卫外功能减弱，或者积滞化火生热，故易感受外邪。而小儿寒热不能自调，当气候突变之时，或平时暖衣厚裤，更衣脱换之时，都易着凉感受风寒，这些都是人为的可变因素，所以注意调理，就能够起到有效预防感冒的效果。家长还必须重视人与自然整体观的概念，遵循古人总结的经验："若要小儿安，常着三分饥与寒。"对于小儿能适应气候条件的变化，可以举一个简单的例子：山上的野花，因为经常受到风雨的锻炼，所以茁壮娇艳；温室里的花朵尽管好看，若突然移出温室则萎蔫。所以小儿平时要注意锻炼适应大自然气候变化的能力。一有积滞则及时进行保健按摩，使脾胃清升浊降有序，保持旺盛的消化能力，使中气壮旺，元气充足，卫外功能自然增强。这正是《内经》所说的"正气内存，邪不可干"的道理。

至于时疫流感，除注意提高自身的防病能力外，更应注意隔离防护措施，阻断病源传播途径，远离病人，少去或不去公共场所等。也可进行药物防治，增强对时疫的抵抗能力。

**2. 感冒轻症的治疗** 小儿伤风受寒，受邪之深浅，病情之轻重，风寒、风热之传变，不以有汗、无汗别之，应视寒邪闭肺轻重而辨，兼夹变证、表里错杂之证，必须掌握所变之主证细做辨识，才不致发散太过，清解过急，使耗阴伤阳或寒邪内闭。感冒虽常被视为小疾，而临床所见失治误治者却屡见不鲜。

伤风：时流清涕，打喷嚏，不发烧或仅颧红低热（38℃左右），手背热。或间断咳嗽，喉有轻微痰声，指纹鲜红或淡红。

受寒：症状与上相似，唯手足稍发凉，指纹淡青或淡青紫，喉间痰声稍重。

二者皆属感冒轻症，均为风寒之邪初中束表，寒邪闭肺。此时切不可发散太过或误用寒凉之剂。时医一见喉有痰声，不分喘急轻重，则以支气管肺炎之类病名警告病家，大量苦寒药物及抗生素列队而来，久治无效，愈治愈重者屡见。而施以太极按摩术施治，或配服少量药物调治，常速愈而康复。

**病例1** 一小儿两月余，因咳有痰声去某医院治疗，诊为支气管肺炎，要求住院治疗。家人因不愿让儿受输液之苦，求余去家中诊治。诊见小儿全身精神状况尚好，体质健实，间断咳嗽，喉有痰声，指纹淡青未过气关，不发烧。问知前两日受过风寒，诊为受寒轻症。遂施以太极按摩术治疗，施术间忽然小儿烦哭，问家人是否知道尿意，曰是，遂将小儿端起，撒尿后又很好地配合。按摩了半小时，第二天诊治时，症情已大减，于按摩中小儿进入睡眠境地。第三天咳痰消失，生机正常。

**病例2** 一98天小儿，因咳有痰声去某医院求治，院方要求住院治疗，在街上遇见我，经人介绍让我诊治。查小儿虽有咳痰而症轻，舌淡苔白，指纹鲜红，告知其家人是伤风不要惊怕，家人说昨天因天热开电扇，遂知其病因。因在街上按摩不方便，让其回家用少量生姜、葱白煎汤加入红糖而饮。当时家人不敢相信，犹豫不定，经劝说要抓住病机不可延误，才回家服用。第二天询问，家人告诉说，当天下午就好转，现已痊愈。

**病例3** 一1岁半小儿，其母来电询问（已学习了太极保健按摩术），小儿发烧38℃，打喷嚏，流清涕，手足凉，问吃什么感冒药好，告知其用连须葱白一段、鲜生姜一块，切碎捣烂滴几滴白酒，用纱布包裹，擦小儿手足心、前心后心（胸前、后背）、太阳穴处，同时给小儿按摩。第二天电话告知小儿病已痊愈。（此法来源于民间，成人感冒风寒亦可使用。酒乃剽悍之物，其气发扬，能迅速将药力发散于全身，疏风散寒而祛邪）

**病例4** 一20天小儿，因轻微咳有痰声，某医院以肺炎要求住院治疗，因不愿住院来诊。诊见指纹色红，手稍凉，问是否给小儿洗澡受凉（因夏月不会因气候变化受寒），家人说就是昨天给小儿洗澡，使小儿皮肤受凉而得。洗澡后应擦干使皮肤发红，或用毛巾被包裹，待温暖后穿衣，治法同病例3，痊愈。

按：小儿伤风、受寒之感冒初期，即使已化火发烧，其症轻。每用民间流传的一些简易便方配合太极按摩，常可获捷径而愈。正是在这个最佳防治时期，家长往往溺爱珍重小儿，惊慌失措往医院跑。医者一见咳有痰声、发烧之类，经诸般检查，尤其半岁以下小儿，便以肺炎、支气管早期肺炎之类警告病家；继则抗生素之类列队上阵而戕害稚幼，反复住院、反复伤害使其成为易感儿。

**3.风寒、风热感冒** 小儿稚阴稚阳，易寒易热，传变迅速。因此小儿感冒常见寒热错杂，不像成人那样分型症状明显，不好辨识，很难把握病机。所用辛温发散、辛凉清解之剂常感不力，或投药不当，愈治愈重，为医者每感束手。或迁延数日，无汗或有汗不透，热不退，昏困欲睡，烦躁不宁，唇红口干思饮。这种寒郁化热，表里不解，风寒、风热夹杂互见之证，在小儿感冒一证中最为多见。余以柴葛解肌汤加减施治常见速效。

柴葛解肌汤方：柴胡、葛根、羌活、石膏、黄芩、白芷、桔梗、白芍、甘草、生姜、大枣共11味。

柴葛解肌汤一方为明代陶华所设，出于《伤寒六书》，以解三阳之热盛且退热迅速为其主要特点，用以代替葛根汤。原方无分量，含而不露，奈何后世医书诠释本方，皆注重单味药性功效，从君臣佐使的角度理解方意。如《新编中医方剂学》概以葛根、柴胡为君药，羌活、白芷、黄芩、石膏为臣药，芍药、大枣、桔梗为佐药，甘草为使药。余见有以对药诠释此方，即：羌活配石膏，师大青龙汤之法；葛根配白芷，有升麻葛根汤之意；柴胡配黄芩，寓小柴胡汤；桔梗配甘草，即桔梗甘草汤；芍药配甘草，即芍药甘草汤。以此取法或浓缩5个复方在内，故能兼顾外感邪热之表、里、半表半里3个病理层次，以引领之，发越清泄，见效快而彻底。

小儿感冒除传变迅速、寒热错杂外，又常兼夹诸证，加减化裁后，对四时伤风受寒之普通感冒及时疫流感，每用不爽。此不顾鄙陋之见，列举于后，供同道商讨。

清代徐灵胎《伤寒类方》序中说："不类经而类方，盖方之治病有定，而病之变迁无定，知其一定之治，随其病之千变万化而应用不爽，此从流溯源之法，病无遁行矣。"此即为方剂辨证。今设普通感冒、流感二方加减化裁之法，皆以历所公认的、组方有序的、主治证候明确的、明代陶华之柴葛解肌汤为基础方化裁而成。然该方以六经辨证而设，于三焦、卫气营血辨证之时疫流感，温病学家颇多微词。究伤寒、温病之见解，虽感邪不同，寒温气异，而同属感受外邪，均以发热为特征，则不能截然分开。其同中之异，正如叶天士《温热论》中说："盖伤寒之邪留恋在表，然后化热入里，温邪则化热最速。"因而伤寒、温病既有特殊性，又有共同性。今以方剂辨证诠释辨析，无论伤寒之三阳热盛，还是三焦、卫气营血辨证，若认证恰当，皆在囊括之中，故对普通感冒、流感均能以此方化裁治疗。

至于该方的加减使用，应根据寒郁闭肺、化热之轻重新久，灵活运用。病情重、兼夹之证明显突出的，可酌情加重用量和加减化裁，以使药力能够胜邪。一般一两剂配合按摩都可取胜。

普通感冒方：柴胡15g，葛根16g，羌活6g，生石膏30g，枯（黄）芩6g，白芷10g，白芍10g，桔梗10g，神曲10g，炒莱菔子10g，滑石10g，酒大黄9g，牛蒡子10g，甘草6g，生姜6g，大枣5个。

注：枯芩即老黄芩，可用黄芩代用。若用鲜生姜可改为18g。

主治：对于感冒初发或迁延不愈所演变的表、里、半表半里，或夹湿、食等所引发的恶风、恶寒，无汗或汗出不畅，发热、头痛，或身躯灼热，手足发凉，鼻塞流涕，咽痛、唇红、口干欲饮，或昏困欲睡，或烦躁不安，舌边、尖红，苔薄白或微黄，小便由白转黄，大便干秘，脉浮紧数，指纹青紫或红紫等症状，均可服用而立效。

方论：方中羌活性温、气雄而散，能散肌表八邪之风，利周身关节之痛，散太阳表实证之热邪。生石膏甘辛，内清肺胃之火，外解肌肤之热，具有热退津生之意、除烦解渴之能。二者若以对药合效，具有散寒解肌除烦、清里泄热之功，确有大青龙汤之意。

葛根、白芷皆阳明之圣药，其升阳解肌之功，具升麻葛根汤之能，凡肌肉挛急及头面诸疾，皆可解之。

柴胡巧对黄芩，即小柴胡汤之君臣，乃清少阳半表半里往来之寒热，柴胡散火之标，黄芩折火之本，其枯芩体轻性浮，功专清泻肺火，解表宜生用，用治感冒较黄芩更为贴切。

桔梗、甘草乃桔梗甘草汤，取其桔梗轻清上浮之气，生甘草具清热解毒之能，故能清除胸肺、咽嗌之浮热，宣胸豁痰，利咽止痛。

白芍、甘草即芍药甘草汤，酸甘化阴，和营泄肌腠之郁热。

滑石上开腠理而发表，下走膀胱而利水，通六腑九窍津液，泄上、中、下湿热，得甘草以和之，具六一散之功，使邪从小便而出，利水而不伤正。

酒大黄、牛蒡子，大黄苦寒泄热，牛蒡子独升通十二经，疏散风热，二药合效，具有牛蒡汤之功能，外能疏风散热、清肺利咽，内能泻火利咽而通便。

神曲、炒莱菔子能消食、理气、化痰，开胃健脾和中，又助金石药之吸收。

如是方列，乃能同时兼顾外感寒热之表、里、半表半里，或兼湿、食等而发越之，清泄之，引领之，直驱毒邪从汗、大小便而出，使邪无所聚，且能先安未受邪之地。布方严谨，用意周匝，一鼓荡平而不复发矣。

流感方：柴胡20g，葛根20g，黄芩12g，生石膏60g，羌活10g，姜半夏10g，金银花30g，大青叶30g，贯众10g，牛蒡子10g，酒大黄10g，车前子10g，甘草10g，生姜10g。

主治：对于流感起病急，发热重，微恶风，无汗或少汗，头痛，全身酸痛，鼻塞流浓涕，咳嗽，痰稠色黄，咽喉肿痛，口干而渴；或见呕吐，腹泻，便秘，甚至迁延月余不愈者，凡在流行期，但见口干、咽痛、流浓涕等症状，无论轻重新久，舌质红、苔白或微黄，脉浮数，均可服用而立效。

方论：柴胡、葛根、羌活、石膏、黄芩五味乃柴葛解肌汤中所设深达几个病理层次之主药。流感亦称风热感冒之重症，若从卫气营血辨证，金银花、大青叶清热解毒，治温病初起之卫分证候；若化热入里，症见气分症状者，则得石膏共奏其效，量大功专力弘；贯众清热解毒，有抑制病毒之能；牛蒡子外能疏散风热，内能清泄热毒，以助金银花、大青叶清解之力，且与酒大黄相合，上能清火利咽，下能通便泻火；车前子利水泄热，如上有邪可自大小便而出；姜半夏、生姜、甘草，缓中和胃，化痰止呕，以护胃气。以上布方，虽以六经辨证之柴葛解肌汤为基础，对流感所发之症状亦有的放矢，缓急得当，主次分明，无论轻重新久，无不应手取效。

以上两方，方例配比，皆为5岁以上小儿而设。临床使用办法，遵循中病即止的原则，或一日半或两日服用一剂，按病情变化而施。

**病例1** 左邻一小儿，生后5天即受凉高烧40.5℃，手足不温，稍有咳声，诊为受寒感冒。该小儿新生柔嫩，虽寒邪闭肺不重，但寒郁化火迅速，热势高扬。急用普通感冒散剂药频服（散剂制法略）。每次将麦粒大一点药面放小儿舌上，用奶瓶灌温开水让其吮吸吞服，半小时服药一次并配合按摩，2小时后，后项下、背上见潮汗，3小时后手足渐温，手足心潮润而烧退。嘱其防寒保暖，定时给乳，晚上又按摩一次以巩固，再未复发。

**病例2** 一女婴，满月剃头发着凉受寒，发高烧40℃，求余诊治。诊见有清涕，咳有痰，无汗，指纹淡青紫至气关，诊为感冒，证属寒邪外束入里闭肺而不重，急予普通感冒药散剂频服，每次0.3g，每小时服药1次，3次后背汗出，5次后手足心潮黏而烧退。于服药中按摩调理，晚上再服药1次，后访再未复发。

**病例3** 一9个月小儿，其母诉因感冒打针治疗两天，烧不退又见昏睡，速来求治。诊见小儿昏困欲睡，依偎在母亲怀里，查指纹青紫到气关，舌苔微黄，咳有痰，问知吃奶能觉口热，小便黄，喂水欲饮，体温39.5℃，发烧两天未愈。诊为感冒，证属表热未解，复入里。依偎母怀知其还有恶寒，口热知渴、小便黄知邪已入里，昏困欲睡则邪热上壅蒙闭心窍。予服普通感冒散剂每次0.5g，每小时一次，同时配合按摩半小时。1小时后，患儿神清会笑，后背汗出并见小儿有尿意，尿时又见清长，查体温退至38℃。其母甚喜，要求回家，走时带3次药，嘱其避风，烧退即停药，并注意吃奶一定要按次数，后随访再未复发。

**按：** 婴幼儿着凉受寒极易化火生热，且热势高扬，无论有汗无汗，见打喷嚏、流清涕，均属寒邪闭肺为轻；见手足发凉，则多属寒邪外束为重。这种病邪在表为重、渐入里尚轻的病证，常可当天转愈。该普通感冒药只取微微汗出，不是大汗淋漓，以手足心出现潮黏汗出为度，此为病汗，中病药止。

**4. 感冒兼夹变证的治疗** 小儿感冒常因兼夹诸证或失治误治而久不能愈，多见表邪渐解而滞不去则高烧不退；或见热邪壅肺而出现息喘鼻扇、咳痰不止之肺闭现象；或见烧已退，而时流清涕迁延不愈等。此临证必须细查，以变通施治。

**病例1** 任某，男，4岁，某医院先以感冒、继以肺炎诊治，数日烧不退来诊。诊见高烧39.4℃，咳嗽，有痰鸣声，脉实大，舌苔微黄垢，诊为感冒夹食，滞未去则烧不退。按摩30分钟后烧渐退，次日又按摩一次彻底烧退而愈。

**病例2** 蒋某，3岁，已患感冒数日，虽烧已退，至今仍咳嗽有痰，烦躁厌食。诊见患儿面色晦暗无华，病本属气滞血瘀型厌食，患感冒后相互影响，其滞愈甚。脾气不升，胃气不降，浊气归肺则咳痰愈甚。按摩3次后，食欲好转，面色转白现红润，咳痰消失。后因饱食一顿烤红薯复伤，又来按摩一次，嘱其注意调养。

**病例3** 景某，1岁，患感冒后烧虽退，症状基本消失，唯时流清涕，月余未愈，并伴有烦躁厌食。此脾胃之气未复，里热未尽，卫外不密。服感冒散每次0.5g，每日2次，第2天继服1次，每天配合按摩，第3天再单独按摩1次而痊愈。

**病例4** 一2岁小儿，患感冒高热已3天不愈来诊。诊见高烧39.5℃，干咳，唇干口渴，汗出不畅，舌红苔薄黄，指纹青紫过气关。此邪热入里，用柴葛解肌汤加减，1剂烧减，两剂烧退。但咳仍不止，口唇干裂见血，知热甚灼金，肺燥而咳，予桑杏饮加减，1剂而愈。方：桑叶9g，杏仁6g，沙参9g，麦冬12g，栀子6g，瓜蒌皮9g，芦根15g，梨皮15g。嘱当晚喝一半，次日喝一半，第3天下午临诊见咳声已止，口唇湿润。4天中每天按摩1次，第5天家人要求再按摩1次，后经几次随访再未复发。

**病例5** 一4岁小儿经常感冒，每次都表现为高热、咽痛、乳蛾肿大，查其舌象剥苔明显，知脾气虚、胃阴不足。感冒治愈后，继予参苓白术散加减。方：党参9g，白术9g，茯苓9g，桔梗6g，生山药15g，扁豆12g，莲子肉9g，砂仁3g，沙参9g，麦冬9g，石斛9g，甘草3g。继续按摩调治，经间断调治几个月后，体质明显好转，不易感冒，即或有感冒，亦症轻易治，乳蛾亦无明显肿大，舌苔正常。

**病例6** 一7个月小儿，患感冒高热、吐泻，经治3天烧不退，吐泻不止，求治于余。诊见小儿头偎依母怀时时转动而困倦，咳嗽，流涕，少汗，舌红，苔薄黄而腻，指纹浮而红。此因发于夏令暑月，受风邪暑湿之气使卫表失宣、湿困中焦，故见以上诸症。（小儿头偎依母怀时时转动，为头痛的表现）治宜清暑解表、芳香化湿，方用新加香薷散加减。方：香薷 9g，川厚朴 9g，白扁豆 9g，金银花 9g，连翘 6g，芦根 10g，荷叶 10g。嘱其当天下午至晚上频服一半，次日服完，每天配合按摩 1 次。第 2 天早上烧退，吐泻渐止，咳嗽渐消，第 3 天再单独按摩 1 次调理巩固而愈。

**病例 7** 文水县一小儿，1 岁 2 个月，因高烧反复不愈求治。诊见咳有痰声，满嘴鹅口疮布满白屑，有溃疡面，时有清涕，不思乳食，手足发凉，指纹青色过命关。一直按肺炎在太原某医院住院治疗 27 天，烧退复烧，起伏在 38.5℃ 以下。诊为感冒寒邪未尽，过早使用寒凉药，使寒邪闭肺，体虚不能抵邪外出。施以按摩配服人参败毒散 1 剂烧退。第 2 天又照法施治，照方服药，其咳已减大半，每天施治时于鹅口疮面喷上 3～4 次外用药"青梅散"（来源：光明中医，1997 年第 1 期）。方：青黛 1g，梅花冰片 0.3g，生石膏 2.5g，硼砂 2.5g，人中白 1g，黄连 1g，大黄 1g，黄柏 1g，制乳香 1g，制没药 1g，川芎 1g（喂奶后睡觉前喷上）。第 3 天见鹅口白屑已退，唯溃疡一时难愈。病家因在太原已月余要回家，遂予处方六味地黄丸加肉桂，并带外用药让其回家继续调治。后来电话说已服药两剂，溃疡还未痊愈，告其再间断照方服两剂而愈。

**病例 8** 一 4 岁女孩，随其母皆患流感十多天，反复发烧，咳嗽不止来诊。诊见患儿面色发黄，有汗，鼻有浊涕不通，舌尖红，苔薄微黄，小便黄，大便干秘，发烧昼轻夜重，徘徊在 38℃ 左右。咳嗽声重，痰稠不易咯出。指纹显见青紫而滞，证属素有积滞，滞未去而缠绵不愈。烧不退而煎熬肺金，肺气不得肃降。脾湿胃热之气上壅，故见咳嗽加重，痰稠不易咯出。治宜先清解热毒，理脾胃，标本兼施。方用柴葛解肌汤化裁的流感方加减 1 剂，按摩 40 分钟，并嘱将药服至汗出烧退而停。当晚来电话说汗已出而烧未退，询问病情知大便还未下。让其继续将药服完，待大便通后烧渐退，第 2 天又泻下 2 次后彻底烧退，唯咳嗽仍声重痰多，继服清肺饮 1 剂而愈。时隔 2 天后又发烧 38℃ 来诊，症见大便又不通，问知患儿每天吃 1 个鸡蛋饼、

1根火腿肠，改用保和丸加减1剂，按摩40分钟。嘱其晚上12点前频服一半，如烧不退继续服完，中病即止。第2天烧已退，又按摩1次调理巩固，嘱其必须注意饮食调理，不能复伤于食。后痊愈。

按：无论普通感冒或时疫流感，必须注意脾胃失调成滞的病因病机，积滞不去则缠绵不愈，"调理脾胃者，医中之王道也"。

**病例9** 偏关县张某之儿，1岁2个月，因哮喘由山西省儿童医院转诊北京市儿童医院，认为支气管扩张、心衰、哮喘严重不治，辞退来诊。诊见：哮喘持久不断，哮鸣音明显，伴有咳嗽，面色晦暗，并见手足凉，间或有喷嚏而鼻干无涕，高烧39℃，尿黄，大便不通，两三日一次，粪便灰黑而干，指纹淡青过气关，舌红绛、苔中厚灰黑而腻，证属哮喘重症兼有感冒。治当以祛除外感，开肺定喘，投人参败毒汤与麻杏石甘汤加减各一剂，交替两天频服，配合按摩，每日两次，每次50分钟，烧渐退，时见有涕出，继以哮喘辨证施治而愈（详细辨证施治见哮喘一证论述）。

**病例10** 忻州市张某之儿，2岁7个月，因哮喘转诊北京市儿童医院，住院治疗27天，定为无治辞退来诊。诊见：面色㿠白，汗出不止，喘鸣声不重，咳嗽，流清涕，不发烧，指纹淡红过气关，舌淡苔薄白。诊为脾肺气虚而喘，兼有外感，治当扶正固表，祛除外感之邪，方用玉屏风散加减两剂，施治两天，配合按摩，汗渐止，感冒愈，继以哮喘辨证论治（见哮喘一证论述）。

按：临床所见与医治一些疑难重症患儿，常兼有外感症状者，当首先清除外感之邪，外感轻者当兼治，标本兼施；外感重者应先治其标，后治其本，如此随其病机转化施方用药，庶可求本而愈。

玉屏风散证与桂枝汤证用当有别：玉屏风散证，以自汗多而易感冒或缠绵不愈；桂枝汤证则为有汗热不退。前者属表虚不固，宜益气固表；后者乃由风寒实邪导致营卫不和而自汗，治当重在解肌表、调营卫，而营卫协调汗自止。

附：囟门着凉受寒

若小儿仅见流清涕或鼻塞不通，多为囟门受凉。可用艾叶揉绒，缝一个夹层帽圈套，将艾绒套在帽子的一段，把艾绒部位盖在囟门上，囟门得到温暖，鼻自通而不流清涕。

小儿感冒高烧、咳嗽等症状较重或出现抽搐，也可配合或单独使用针灸。因患儿家长多害怕小儿受针痛之苦不愿配合，只在小儿不配合服药及重症时使用。其使用穴位除肺闭一证有关穴位外，可选少商、十宣、内关、人中、大杼、曲池、合谷等穴。

## 二、咳嗽

《素问·咳论》曰："五脏六腑皆令人咳，非独肺也。"《幼幼集成》曰："形寒冷饮则伤肺。由儿衣太薄，及冷冻饮料之类，伤于寒也。"又曰："热伤肺，由儿衣太浓，爱养过温，伤于热也。"

古人又以有声无痰谓之咳，肺气伤也；有痰无声谓之嗽，脾湿动也；有声有痰谓之咳嗽。其五脏六腑皆令人咳，而脏腑各受其邪，最终不离乎肺。其咳而动痰者，咳为重，主治在肺；因痰而嗽者，痰为重，主治在脾。这种寒热气异之邪，受于五脏六腑，客于肺脾所引起的咳嗽，一年四季都可发生，尤其在冬春气候突变之时，以小儿三岁以下者最为多见。

### （一）病因病机

咳嗽一证，历代医家认为病因庞杂而多变，论治颇繁，辨证难确其本，方药纷呈，徒眩人目，无益于治。民间流传咳嗽无正方之说。清代黄岩《医学精要》中指出："扫尽三因十咳（陈氏有三因论，巢氏有十咳论），只寻外感内伤，这般要诀解详端，怕甚嗽声不转。"故将咳嗽一证只列外感内伤辨治，则提纲挈领，适用于临床。

外感者，以寒束肌肤而伤于肺者为多。其症多见受寒突发，咳痰并见。内伤者，以寒凉之剂克伐伤胃，或脾胃虚弱冷食冷饮而致者为多，其症多见昼轻夜重。清代冯兆张《冯氏锦囊秘录》中指出："大抵脾气不足，则不能生肺家之气，风邪易感，故患肺寒者，皆脾虚得之。患肺热者，多脾实得之。"又以昼夜而计之："清晨咳者属痰火，上昼嗽者属胃火，午后嗽者属阴虚。黄昏嗽者，火气浮于肺经；五更嗽者，食积滞于三焦……"

如此外感内伤之咳嗽，其病因病机又多见以寒、热、湿、食所致，所发咳嗽一证，为儿科临床最为多见。次以脾胃虚之久咳，或食滞胃热，脾湿升降失运，胃火上逆致咳、致痰者亦多见，其咳声间断，喉有痰声。

## （二）辨证论治

对于风寒咳嗽急重之感冒并发初起者，常配服荆防败毒散或人参败毒散。清代陈飞霞认为此方为天下止咳第一神方，即对此初感外邪咳重声浊一证而言。他指出，咳嗽初起，切不可误用寒凉药及滋补之药，闭其肺窍，当以辛散为先。临床验证，即使感冒之后咳嗽延久不愈者，在其清肃止咳诸方中，加以散药，如苏叶、荆芥穗几味，咳嗽可止。对于感冒之后，失治误治咳不止者，有一分寒邪就得用一分辛散之药。凡于小儿多因寒、热、湿、食致痰多者，常以清肺饮加减（验方），诸因兼顾所设一方，每多良效。小儿最易受寒或食寒凉，伤其脾胃所致咳嗽者，习用先师所传一经验方止咳散，每用多验。唯食积所致咳嗽者，虽亦于夜间尤重，而与冷食冷饮有别，则施治亦异，应以保和丸加减论治。食寒凉冷饮者，上半夜咳重，阵发而急，此类患儿多属脾胃虚寒。肺气本易受寒，若脾寒之精气升散于肺，使肺气更无肃降之力，气逆而咳。入夜阴气渐盛，故咳重。而食积所致咳嗽者，乃食积滞于三焦，脾气散上之精无力通达，而食积化火生热，此邪火遇下半夜阳气初升之时，正阳无力扼制邪阳，此邪愈盛，肺气更难肃降，故咳更甚。前者治宜生发脾阳以温通，后者治宜消积泻火、宣通脾胃之气，治当有别。

此四方配合按摩，施治于儿科常见、多发见内外因所致咳嗽者，施用方便，效果甚佳，故将斯四方论述于后，供同道有所鉴用。

方1：人参败毒散。党参9g，桔梗6g，川芎3g，茯苓9g，枳壳9g，前胡9g，柴胡6g，羌活6g，独活6g，薄荷3g，荆芥穗6g，防风6g，连翘6g，炙甘草3g。

此方仿清代陈飞霞所设加减之法，而宋代钱仲阳《小儿药证直诀》在本方中只以荆防败毒散去荆芥、防风加党参而设。于临床可变通使用，脾虚体弱者可以使用前方，感冒而咳嗽轻者，可依后法去荆芥、防风。体实咳嗽重者应加荆芥、防风。热传里有变者，需加薄荷、连翘两味，其中连翘一味，轻清上浮之气，能透达表里，用于小儿多为适宜，治以痰应为度。此方辛温发散有燥，不宜过量。过则伤其肺阴，或见身燥之儿，可酌加少量沙参、玉竹、麦冬、当归、生地黄之类。另外，有见咳嗽重者，初服药后，反见咳愈甚，应知正是升散之力的佳兆，不可惊疑变方而施，待寒散咳自止。

此方用量为3～5岁小儿而设，3岁以下应频服，分两日服用，视其病情变化而增减量。

方2：清肺止咳饮。炒前胡6g，杏仁9g，浙贝母9g，炒枳实6g，炙桑白皮6g，炒莱菔子9g，橘红6g，桔梗6g。

方中前胡、杏仁为君药。前胡苦辛微寒，性较平和，能宣散肺经风热，对咳嗽痰多兼表证尤宜。杏仁辛苦性温，有发散风寒之能，宣肺化痰止咳，无论寒、热、湿、食咳嗽，皆能治之。二药合为君药，无论风寒、风热皆能清散之，无论寒痰、热痰皆能化之，郁解痰清其咳自宁。橘红、浙贝母、桑白皮为臣。橘红、浙贝母能使外感风寒、风热之痰多黏稠或痰火郁结之咳嗽得解，桑白皮清肺火而利水，以助清肃之力，佐枳实、莱菔子破气行痰，消食化积。无论寒痰内积之胸胁痞满气逆，或湿热积滞胸脘满闷之顽痰，治有冲墙倒壁之力。桔梗为使，引诸药上行，对咳嗽痰多，无论肺寒肺热，以引领之，助发越肃降之力，故咳嗽可止。

此方对寒、热、湿、食所引起的咳嗽多痰者，尤以感冒后多见者，配合按摩常能速愈。若寒热郁甚者，可酌加荆芥穗、苏叶、薄荷、连翘之类疏清寒热之品，大便干秘者可加大莱菔子用量和瓜蒌、大黄等味。无痰而干咳者忌用。

方3：止咳散。陈皮、清半夏、厚朴、茯苓、桂枝、生黄芪、代赭石、蜈蚣、甘草。

共碾过箩为细末备用。1岁以下每天0.2～0.5g，1～3岁每天0.5～1g，3～5岁每天1～1.5g，以上每天量分2～3次而服。

此方为先师所设而传，以二陈汤为基础方加减而成。唯小儿外易感受风寒伤肺，内易受寒凉食物伤其脾胃。脾虚更易使肺受寒，肺寒最易使中气受阻，相互传变，伤而转重，肺寒致咳，脾动生痰，咳嗽更甚。故于斯方中加入桂枝，取其辛散温通，横达四肢，振奋气血。厚朴苦辛性温，行气燥脾湿，能下有形之积（食、湿、痰），能散无形之滞（气、寒）；得黄芪，壮元气，以增强燥湿、散寒运化之功；得蜈蚣，取其辛散温通，善走疏风之能。用代赭石，取其重镇降逆之力。

寒属阴邪，脾为至阴之地，若食寒凉饮冷，伤脾胃而致咳者，以夜间尤甚，阵阵咳痰，此方药正矢其的，虽服用量小，却能迅速咳止嗽宁。

方4：保和丸加减。连翘、山楂、神曲、炒莱菔子、鸡内金、茯苓、陈皮、半夏、枇杷叶、款冬花。

方中山楂、神曲、炒莱菔子、鸡内金消食化积导滞为君；陈皮、半夏劫痰止咳为臣；连翘轻清之气以清热为佐药；枇杷叶、款冬花清肺止咳化痰、和胃气肃肺气、宁咳止嗽以为使。诸药共奏消食化积、和胃理脾、导滞肃肺、宁咳止嗽之功。

**病例1**　一7个月小儿，夏月来诊时，进门闻有呛咳而声重，即告家人说：你们给小儿吮吃苹果、橘子了。家人笑说：没有，我们还未说看啥病，你怎么说这话。我说：你是咳嗽止不住才来的，已三五日了。又查看舌象，质淡苔白，指纹青色过气关。让其想想咳前是否吃了水果之类，才告诉前几天就是吃苹果、橘子了，并说小儿又啃不下，只吮食了一点怎么就会咳嗽，提示此为脾虚受寒所致的咳嗽。遂予按摩施治，给止咳散0.5g，嘱其日服3次。第2天来诊时说咳已大减，再照法施治1次，服止咳散0.5g，第3天来时咳嗽已止，单独按摩1次，并嘱注意不要再吃寒凉食物。

**病例2** 一3岁半小儿，因咳嗽经治数日不愈来诊。诊见面白无色，舌见剥苔，问知前半夜咳嗽为甚，证属脾虚体弱，复受寒凉食物所伤而致。家人笑说：小儿平时身体不好，我们特别注意不让吃凉的，并说咳前吃了个梨子，还是蒸熟趁热而食。我解释说：所谓寒凉有两层概念，一是冷热的概念，一是食物属性寒凉的概念。再譬喻，如果把黄连煮成烫热的水，喝了也是寒凉。按摩40分钟，给止咳散1.2g，分3次服，第3天来诊说咳嗽大减，照法施术给上药1g而愈。

**病例3** 一4岁小儿，因咳嗽等输液治疗4天不愈，第4天晚上咳愈甚，晚12点将余叫起来求诊。因小儿未来不敢给药，家人着急说冬月天太冷不敢出来，要求先给点药明天再来，问清病因证情后给止咳散1g，晚上分2次服，第2天中午来时见咳嗽缓解，即予按摩40分钟，给止咳散1.5g，日3服而愈。

**病例4** 一6岁小女孩，因咳嗽等已输液治疗5天，愈治愈重，尤以晚上更甚，不思食。家人陪着也不能睡觉。第5天下午来诊，问知咳前正值国庆节，喝了一瓶冷饮而咳嗽。遂予按摩1小时，给止咳散2g分次当晚服完，第2天来诊时说咳嗽已大减，并说昨晚一家人都睡了个好觉。再照法施治按摩1小时，给止咳散1.5g，日2服，第3天诊时说咳嗽已止，食欲尚好。家人笑说，我孙女长期厌食你给治好后，只知道按摩能治厌食，不知道还能治咳嗽，又单独按摩1次康复。

**按：** 小儿食寒凉之食物，最易伤其脾胃而致咳嗽，其脾胃虚弱者更易感伤。临床所见半岁左右幼儿，常因见大人食水果，滋味口动，家人见之，喜予食之，不知小儿愈小，脾胃愈易触伤，虽量小而常致咳嗽。病例1敢于断言吮食水果,因夏月不可能因气候原因着凉受寒,另受寒凉而咳者,必频咳声重。若食寒凉冷食伤而咳者,必见上半夜尤甚,故诊此种咳嗽时,必先问清病因证情。小儿常见指纹青色,指纹青色又常见于受寒感冒,或肺炎皆然。诊当以四诊合参,细辨确诊。又因医者治此咳,贯以消炎输液之类药物重复,岂知寒而复加,常延误失治,甚或加重。吾治此类咳嗽,按先师所传之经验施治,每见效捷,并以病因敬告患儿家长以防为重。

**病例5** 一4岁小儿,感冒缓解后而咳嗽不止,治疗5日不见缓解来诊。诊见咳有痰浊声,舌红,苔腻微黄,脉浮见数,诊为肺郁化火灼金,肺中之津受煎不得肃降,脾胃有滞而化火生热,其热随精气上归于肺,相互作用,灼金而成浊痰,阻滞肺络而致咳。虽感冒寒邪渐尽,此郁火未除,升降失和,咳痰复甚。以按摩调治脾胃积滞,使清升浊降有序,肺气得肃,配服清肺饮以促其清化肃降,则痰利咳渐轻而止。共按摩调治2天,服清肺饮1剂而愈。

**病例6** 一4个月小儿,咳嗽经治3个月,愈治愈重来求诊。诊见:面色苍白无华,舌淡苔白稍腻,指纹淡青色过命关,体质虚弱,咳声不止,诊为百晬嗽,为胎气受寒而致。问其母知:在南方打工时怀孕,住一潮湿小屋,又食梨约计7筐,听后惊愕。对此危重频咳之儿,余视难而却步。然家人因转治多处,执意求治,则留治观察一晚,咳声未断,立法当以先重镇止咳。取白银1块煎煮半小时后放入3个大全蝎,再煎煮20分钟,取药液频频饮服。待症状缓解后,继予1剂牛黄夺命散改为汤剂频服,见泻下胶黏白色粪便,症状缓解,再继续调理而愈。

**病例7** 一3岁小儿,慢性咳嗽,咳声间断而轻,喉间有痰声,每遇感冒则重,经治半年,其咳不解,其痰未消,求治。诊见:小儿面色发黄,舌尖红,苔微黄腻,指纹青紫过气关。大便常见干粪头,食欲不振。诊为脾胃积滞所致慢咳有痰。此胃为热乡,脾为湿宅,积滞化火生热,熏蒸于肺,热郁生痰,上壅伤肺。肺与大肠相表里,故见大便干燥，舌尖红知是心热，此五脏六腑渐次传递，唯抓住脾胃之枢纽调治，常可单独按摩而愈。病家也因长期受药物治疗之苦不愿用药，则予单独按摩施治，并提示较配合药物缓慢。按摩5次后大便趋于正常，腑气通，食欲渐好，咳痰亦少。10余天后面色见红润，食欲旺盛，咳痰基本消失。后又间断按摩7次，一年中随访几次再未复发，身体健康。

另外，对于干咳无痰，或痰少而黏不易咳出，口燥咽干，唇燥裂，甚或唇裂出血，鼻衄，舌红少苔或苔薄黄而干的风燥咳嗽，如感冒兼夹变证中的病例4；或对于干咳无痰或少痰，口燥唇干等，午后潮热，手心热，常出现在感冒辛温发散致出汗过多而耗伤津液，应以桑杏饮加减施治。或肺炎之后余热未尽之阴虚致咳者，应以沙参麦冬汤加减施治。对以上咳嗽，按摩治疗常感不力，没有对咳而有痰的效果好，临床需要注意辨证，以药物治疗缓解后再按摩调理。

**病例8** 赵某之孙，1岁2个月，因咳嗽1月余转治3家医院，并住院大量输用抗生素，花费一万余元不愈来诊。诊见：咳嗽声频而重，问知夜间咳重到下半夜三四点或更甚，又问知咳前曾吃香肠等难消化食物，近时食欲不振，便干不畅。此乃食积滞于三焦所引发的伤食咳嗽。药用保和丸加减1剂配合太极按摩，第2天来说当天晚上咳嗽顿减，再单独按摩每天1次，3天而愈。

**病例9** 张某，女，8岁。反复咳嗽，经治2年多不愈来诊，曾输抗生素等西药，并断续服用中药百余剂，咳嗽反复发病。诊见：患儿面黄唇红，形瘦，大便干秘，无食欲，常有腹痛现象。查舌瘦红少苔，脉象沉数。问知发病前曾因吃了个凉粽子而致咳，两年来又食生蜂蜜十几斤而咳嗽至今不愈。父母又为营养搭配的需要，肥腻煎炸寒凉水果之类任其恣食。症见干咳无痰而连声不断，入夜见重。此证本因食寒凉食物使脾气受寒，肺亦寒伤而咳。虽蜂蜜能润肺止咳又能润肠通便，但蜂蜜终究性凉，生食过量，甘则伤脾而致中满，又饮食失调致脾失健运。脾土乃肺金之母，久咳而伤肺气，脾虚则失润于肺，故见干咳无痰。脾胃本虚又复伤于食则入夜见重，其咳频急。治宜先以重镇止咳，选用速效止咳汤以缓急；继用保和丸加减以消积化滞而止咳；再用沙参麦冬汤加减以养肺止咳；香砂六君子汤加减以固本。此诸法随证变通调理，并重在坚持太极按摩，以培扶元气，鼓舞中气。施治二十余天咳嗽症状基本治愈后，又间断调理月余，一切症状消失而康复，面现红润，食欲见好，体重增加。

脾胃失调引起的咳嗽最多而又多变，其证庞杂难治，其治必抓住主要症状来鉴别，以调理脾胃为主要施治途径，临证变通运用，并重在太极按摩使脾胃气复而不复发也。

**病例 10** 刘某，男，5 岁。其母带来兄妹两个和一亲友的小儿求治咳嗽，其中两个年龄小的均在 2 岁左右，一个伤食咳嗽，一个感冒后遗留的咳嗽，均以 1 剂中药配合按摩咳止，继续按摩调理而愈。唯此男孩面色煞白，体弱，方用人参败毒汤加减 1 剂，咳嗽症状无明显减轻，再细查，咳嗽声轻不重，午后稍重，体虚常有微汗出，舌淡苔薄白，脉细弱，知是肺脾气虚，此肺气虚不能摄气固表，脾气弱无力运化以升清养肺，故用玉屏风散以壮扶肺气，合六君子汤以养脾气，依此加减用药，1 剂中的，配合按摩而咳止，继续调理而愈。

方药：黄芪 15g，白术 10g，防风 10g，党参 10g，云苓 10g，陈皮 6g，半夏 9g，川贝 6g，五味子 3g，蝉蜕 5g，甘草 6g，生姜 3g。

**病例 11** 山西离石市高泽林之孙，2 岁 3 个月，2009 年 4 月 14 日下午来诊。

主诉：从生下 5 个月至今，因咳嗽每月反复在离石、太原、北京住院治疗，甚至 1 个月住 2 次院，总以咳嗽、肺炎、哮喘论治，花费 13 万余元。虽在 1 年前也曾来本诊所询问过，总因不相信中医而离去，家人对患儿已失去养育信心，让其母又怀孕，已 3 个月。

此次发病，因 10 天前吃香肠后咳嗽、发烧，体温 39℃左右。吕梁地区医院（离石市）按支气管肺炎治疗一星期无效，再让转入山西省儿童医院，该医院又认为由肺炎转变为哮喘，且体质太弱让去北京治疗，不愿再去而来求诊。

诊见：患儿身体虚弱，神情淡漠，面色苍白而浮肿，口唇色淡干裂，舌苔厚腻微黄，指纹青紫，鼻翼扇动，虽有痰而不喘急。问知后半夜和清晨咳嗽阵发较重，打喷嚏而无涕，大便不通。

诊断：素体虚弱，伤食后复受风寒而引起的咳嗽。

施治：每天按摩2次，以培扶元气，调理脾胃。方用清肺止咳饮加减，方药：前胡6g，浙贝母9g，桔梗6g，橘红6g，枳实6g，炒莱菔子9g，枇杷叶9g，款冬花15g，瓜蒌15g，荆芥6g，防风6g。当天服总量的2/3，次日服完。次日中午来说咳已减轻，按摩2次后，嘱照方再服1剂，第3天咳嗽明显好转，大便通，精神见好，鼻干已见有流清涕。改用人参败毒散加减，第4天感冒症状彻底消失，但仍见慢咳有痰，改服启迷丹，继续按摩调理。第5天患儿有食欲，可下地走动，仍施按摩，并以异功散加减等方调理。治疗的过程中也曾有伤食等反复过程，但体质日渐好转，食欲明显增加，可到户外活动（2年来总在室内，都不敢在室外活动），16天治愈回家，后曾因感冒反复一次而来复诊，愈后其母学习了保健按摩，至今半年多再未复发，生长发育正常。

按：咳嗽一证，虽病因庞杂多变，总不出外感内伤之因，脾胃升降失调之枢机。任尔有痰无痰，声轻声重，新感久咳，首寻病因以祛邪，选用重镇、除湿、养阴、消食化积、化痰豁痰诸法以止咳嗽，配合太极按摩培扶脾胃之气，使脾胃气复，肺气得养，无不咳止嗽宁而康复。

### 三、乳蛾

乳蛾亦称喉蛾。在咽喉两侧，临床所见单侧或双侧红肿疼痛，或表面见有脓样分泌物，其状形似飞蛾，尖似乳头，故名乳蛾，又因其在咽喉部位，故亦称为喉蛾。一侧肿胀称为单蛾，两侧肿胀称为双蛾；有急性乳蛾、慢性乳蛾之分。常与风热感冒并见，或受胃之热邪上涌而成。为儿科常见之喉科疾病，3岁以上多见。

（一）病因病机

乳蛾有急慢之分、虚实之别，急性多见实证，慢性多见虚证。

喉为肺胃之门，风热邪毒首犯袭肺，热乡之胃，因食辛热炙煿，结于喉旁，又津液受灼，煎炼成痰，其痰火邪热蕴结于喉核致肿而大，此多为急性、实证之乳蛾。

素禀不足，肝肾阴虚，相火妄动，此为虚火。或急性乳蛾失治，余邪滞留；或肺肾阴虚皆可引起虚火上炎，循经上行，结于咽喉致喉核肿胀，此多为慢性、虚证乳蛾。

（二）辨证论治

乳蛾一证，急性、实证常因风热犯肺，又胃火相炽，煎熬上壅而成；慢性、虚证又常感受外邪而发。急性、实证治当清解热毒；慢性、虚证治当滋阴降火。若见表证时，皆当先清解其表，里实通腑泄热、里虚滋阴降火。若有见白色或黄白色小点或脓样膜者，解毒常用马勃为先，若咽痛须加山豆根。如此，先治其标，后治其本，方能根治。

临床所见实证不解或余邪羁留者，多为滞重里实、腑气未通而邪热缠绵。虚证不愈者，多为只识病标缓解，蛾小色淡而轻视，不知病本根治尚难而告终。轻本重标，离道远矣！

依余所见，太极按摩术能通腑泄热、理脾扶正。实证多以药物配合，则见效速而彻底。虚证待其外邪激发，经治缓解后，继续按摩调理脾胃，培扶正气，而阴平阳秘，阴虚之火自然平息。体质得到彻底改变而强壮，祸患何由而致也。

病例1 一5岁小儿，患乳蛾肿大经治无效，某医院要为其做切除手术治疗，因不愿做手术来诊。诊见：小儿热不退，双侧乳蛾红肿，有黄白脓点，疼痛不愿多语，咽部只有一小孔通畅，大便不畅，脉象浮数。此风热之邪未尽，腑气不通，热结壅喉不散致乳蛾肿胀不消。用银翘散加减配合按摩。方：金银花20g，连翘9g，荆芥9g，薄荷9g，牛蒡子9g，马勃10g，桔梗9g，山豆根9g，玄参9g，川大黄6g，甘草6g。1剂便通、烧退，蛾体色淡变小。第3天去荆芥、薄荷，加板蓝根15g、牡丹皮9g，分2天服。每天按摩1次，乳蛾回缩色转淡，舌质转淡苔色转白，后再未复发。

病例2　一3岁半小儿，患感冒而来，家人首先提示：每次感冒扁桃体就发炎肿大。诊见：高烧39℃，鼻流清涕，头疼，咽痛，乳蛾左侧肿大，手足不温，舌剥苔，大便干粪头，脉浮，为体弱阴虚复受风寒外邪淫火而发。方用柴葛解肌汤加减配合按摩，感冒治愈后，乳蛾体也缩小，告其家人要多按摩巩固疗效，从本论治才不会复发。后又因厌食间断按摩，配服参苓白术散加减，注重沙参、麦冬之类滋阴药调理。间断治疗半年后，家人说很少患感冒，即患感冒也不高烧，乳蛾不复发，现已吃胖体健。

病例3　张某之外孙，男，5岁半，反复感冒，扁桃体肿大，每次发病主要用西药、抗生素治疗，只能控制症状而体质更加虚弱，厌食、腹痛、便秘、咳嗽、发烧多汗等反复发生。此次高烧扁桃体肿大化脓，输液9天，服中药6剂烧不退而来。诊见扁桃体肿胀而红，脓膜微黄，舌红苔薄黄，唇红，脉数。此患儿素体阴虚，脾胃虚滞不运，阴虚火浮，由于反复扁桃体发炎肿胀已成慢性。复受外感之邪热结于喉，又成急性发作。虽经治9天而邪不退，乃脾胃积滞不通所致，扁桃体肿结不散，其火不消。治用清咽利膈汤加减，配合按摩，1剂烧退，脓膜消退。方：栀子9g，黄芩9g，黄连3g，黄柏6g，金银花15g，连翘10g，桔梗9g，牛蒡子9g，玄参9g，大黄5g，甘草6g，射干9g，浙贝母9g，马勃12g。

治标待烧退后，复进1剂养胃增液汤以固本，证情稳定后，又间断用养阴清肺汤、沙参麦冬汤、参苓白术散、万氏肥儿丸等方剂，随症加减调理配合按摩。半年后体质彻底康复，头发也由原来的黄细稀疏变黑变粗而浓密。

病例4　一女孩，8岁；一男孩，6岁。同患扁桃体肿大、化脓，舌苔厚腻，高烧不退来诊。两人都用清咽利膈汤加减1剂而烧退，每次配合按摩。前者1剂药脓膜退；后者1剂药烧退脓膜亦退。前者舌苔退，但舌质红无苔，口唇干，继用养胃增液汤调理；后者舌苔仍厚腻，则用保和丸加减而调理。前者乃淫火炽盛所致；后者乃积滞较重化火熏蒸所致。

**病例5** 李全洁，女，3岁半，高烧不退而来诊。家人告知已发烧3天，经输液、灌肠、吃中药等治疗烧仍不退，问知发烧前吃了羊肉串、油炸虾，第2天即发烧，以前也常因发烧咽红有火。检查双侧乳蛾肿大，右侧有脓膜，黄豆大一片，大便不畅，有干粪头。

治用清咽利膈汤加减。方：栀子9g，黄芩9g，黄连3g，射干9g，马勃9g，浙贝母9g，桔梗9g，僵蚕9g，大黄9g，甘草6g。1剂烧退，泻下有黑色粪便。第2天仍反复发烧，38℃，患儿祖父祖母又求西医输液后而来，知后即推辞不愿施治。下午换其母又来求治，便解释不与西医配合的原因：一则西医大量输用抗生素后，损坏体质不易把握病机；二则若有不良反应责任难分。诊见：舌苔仍厚腻，乳蛾脓膜已退，色较淡，肿体不消，改用保和丸合清咽利膈汤加减施治。方：山楂20g，神曲10g，鸡内金10g，茯苓12g，枳实12g，炒莱菔子15g，栀子6g，黄芩9g，黄连2.5g，射干3g，马勃5g，玄参9g，甘草6g。嘱当天服1/2，晚上12点至次日3点若还烧，继服剩余药量，不烧不服。

三诊：舌苔已退，体温正常，乳蛾仍肿大，有紫红色血络，治用清解余毒之法设方：射干3g，马勃5g，僵蚕9g，浙贝母9g，桔梗9g，玄参9g，生地黄9g，牡丹皮9g，连翘9g，甘草6g。2剂。

四诊：蛾体热毒已尽，唯肿大未明显萎缩，根据患儿素体脾虚之体征，改用参苓白术散加减，间断调理。在施治过程中，每次都配合按摩，培扶、调理整体功能，并提示慎勿食伤，尤其鱼虾、羊肉、狗肉等辛辣容易上火的食物，多食海带、紫菜之类软坚散结的食物。方：太子参20g，白术9g，茯苓9g，生山药15g，莲子肉9g，桔梗

9g，扁豆 15g，砂仁 3g，沙参 9g，玉竹 9g，川贝母 6g，僵蚕 9g，甘草 6g。每周 3 剂、2 剂、1 剂，间断调理再未复发。

**病例 6** 时某，男，5 岁 6 个月大，2009 年 9 月 30 日下午因发烧来诊。问知 29 日中午，吃了 3 个月饼加鱼肉，次日开始发烧 39℃。有乳蛾肿大史，查看虽蛾体肿大而色红不明显，唯血络红肿，诊为伤食发烧后，邪火初感上升熏蒸蛾体，病前大便通畅，治以消积为主。方用保和丸合清咽利膈汤加减：山楂 20g，神曲 10g，鸡内金 10g，茯苓 12g，枳实 12g，连翘 9g，炒莱菔子 15g，黄芩 9g，黄连 3g，射干 3g，马勃 5g，浙贝母 9g，玄参 9g，牛蒡子 9g，甘草 6g。配合按摩，1 剂烧退，急性治愈后，慢性乳蛾肿大继续善后调理。

**病例 7** 白某，5 岁，因乳蛾肿大化脓，烧不退来诊。诊见：患儿身体瘦弱，面色晦暗，精神疲惫，查双侧乳蛾肿大，化脓数处，大便秘结不通，体温反复高烧不退。该患儿舅父是上海某医院博士后大夫，因西药无效欲做切割手术，其母要求中医治疗故来诊。通过中药配合按摩治愈后，继续按摩调理全身功能。间断治疗 3 个月后，乳蛾萎缩，身体长胖，气色红润，再未复发。小儿母亲告诉其西医弟弟，其弟说：你就是把中医和西医，比作一张白纸和一张黑纸放在一起，我还是不相信中医。

按：乳蛾肿大，无论外感邪热内火炽盛所致者，或慢性引发为急性发作者，或热结于喉郁而发热者，治当首治其标，清热解毒，淫火消，热自退，肿渐消散。后当随证情而调治，随症变而选方用药，以调理为主导思想。以太极按摩施治于整个病程中，尤其有慢性病史者，待脾胃正常，元气充沛后，都能肿消结散，何须手术摘除？

**病例 8** 康某之子，5 岁。3 个月前曾因高烧、抽搐，乳蛾肿大、有脓膜，至今反复发病 3 次。此次发病症状雷同，经治 8 天烧不退，抽搐不止来诊。诊后查知积滞未通，治用清咽利膈汤加生大黄、马勃、射干、浙贝母等味 1 剂，配合太极按摩 1 日后大便通，烧退抽搐止，继续调理康复。3 个月后又因发烧来诊，诊见患儿身体较前健壮，脉滑实而数，舌苔中后部稍厚腻微黄。问知吃了几块鱼肉后开始发烧，乳蛾肿大微红有痛感。诊为伤食发烧，治用保和丸加减，方药：山楂20g，神曲10g，鸡内金10g，茯苓10g，连翘10g，枳实12g，槟榔12g，炒麦芽15g，陈皮3g，半夏6g，黄芩9g，黄连3g，栀子9g，牛蒡子9g。服药1剂配合按摩烧退。第3天来诊又见发烧38℃，有打喷嚏、流黄涕等外感症状，乳蛾发红，痛感加重，改用银翘散加减，方药：金银花15g，连翘10g，牛蒡子9g，射干9g，山豆根9g，荆芥6g，玄参9g，桔梗9g，浙贝母9g，马勃6g。服药1剂配合按摩而烧退。第4天又反复发烧38.5℃，查知大便已见通畅，外感症状已基本消失，唯乳蛾红肿加重，再改用清咽利膈汤加减，方药：栀子9g，黄芩9g，黄连3g，金银花15g，连翘9g，桔梗9g，牛蒡子9g，玄参9g，射干9g，浙贝母9g，马勃6g，酒大黄5g，甘草6g。服药2剂配合按摩烧退，再未复发。但继见有腹胀，乳蛾微红，肿胀未明显缩小。此余热未尽，余毒未解，改设一方：射干3g，浙贝母6g，连翘6g，僵蚕9g，山豆根6g，玄参9g，麦冬9g，生地黄9g。服药2剂证情稳定，治疗过程中再未出现乳蛾化脓、抽搐现象。

按：本病例比较典型，小儿食鱼肉后，本因积滞而发烧，其积滞又易感触外邪而致外感发烧。此外感内伤发烧虽及时治疗而烧退，仍激发慢性乳蛾肿大发红，其火郁结不散故又发烧。况且鱼肉本身亦属热性，各种因素互为因果，传变迅速。及时抓住病机转化规律，变通运用，又始终配合按摩以调理全身功能，所以此次发病未出现乳蛾化脓、抽搐现象，治愈较快。

简便方：生大黄4～9g，每日分4次冲服。此治里热偏重、大便干秘的急性乳蛾患者，常可单独服用而愈。

外治法：生蒲黄研细末，喷散在乳蛾面上，对乳蛾肿胀而无白黄点脓膜者，有消肿利咽作用。

青梅散：有清热解毒、消肿利咽、祛腐生新的作用。蛾体上有白黄点脓膜，用后促其脓膜退而生新。

针刺疗法：少商、商阳穴，针刺放血，每日 1 次，适用于急性乳蛾患者。

## 四、肺闭

肺闭是婴幼儿最常见的肺系疾病之一，且年龄愈小，发病率愈高，病情愈重。临床以发烧、咳嗽、气急、鼻扇等为主要症状，常以痰鸣、喘促、腹胀多见。本病一年四季都可发生，尤以冬春季较多见，常并发于感冒、麻疹等病变过程中。素禀不足、疳积体质较弱之小儿，每易患此证，且病情较重或反复发病，证情复杂而难愈。

本证散见于"肺风痰喘""火热喘急""马脾风"等，又见于喘嗽、咳嗽、春温等病种中的相关记载，但无一系统全面的论述。今概以肺闭论治，实际是以中医理论系统地叙述小儿肺炎的病因病机和论治。本节以临床最普遍而多见之病机病理过程，阐发治疗特点，并对多变危重症状，概将施用中药、针灸、按摩综合疗法之鄙陋浅见记述于后。

### （一）病因病机

肺闭即肺气郁甚若闭之意。幼儿肺娇，皮薄肉嫩，抵邪力弱，传变迅速。外感风邪首犯肺卫，肺气不得宣泄，郁而化热，热灼津生痰，阻其肺络。其邪有寒有热，热多于寒，外感之类症状并见，轻者感冒，重则为肺闭。麻疹一证之始，有类外感症状，故于感冒、麻疹二证传变多见，或于感邪直发为肺闭者见之。此皆为肺郁甚累及脾，肺与脾之气相互传累，所化之热，所生之痰，肺络郁而受阻，斯为肺闭。故见发烧、气急（常见有发吭声）、咳嗽、鼻扇（或鼻翼外翘，常见无涕，概鼻为肺窍，肺闭窍急而翼扇，津灼则无涕）。

其闭而肺络失宣，水液输化无权，滞络凝为痰阻，其热愈甚，其咳痰复进而痰鸣、喘促，累其脾则升降无力，发为腹胀。况乎胃有积滞，其热乡所生之火亦愈炽，肺、脾、胃之气更累。滞留，升降无序，并见气滞血瘀，恶性循环。传乎心、肝，则病变庞杂，证情更重，甚或转危。症见：壮热，烦渴，痰声辘辘，颜面苍白，唇、甲、舌见有紫瘀；或见狂乱，昏迷，抽搐；或肢冷，心阳虚而暴脱。其病机主要是肺气郁闭之演变，痰是主要的病理产物，腹胀是痰变的行踪。

（二）辨证论治

肺闭一证，寒热之邪易传变，痰阻之变易转重，处常之变正治易，治异转重救逆难。其证庞杂，传变迅速，其治法处方繁多，切中病机更难。临证如涉险巇，救治若履薄冰，常却步畏难。而从临床观察体验，本病分为早、中、后三期施治之较易辨析；施用中药、针灸、按摩综合治疗方法，常效捷而速愈。

**1. 早期**　如论风寒、风热肺闭之传变，总为新感风邪，邪在表尚未传里。这一阶段，正气旺，邪气盛，治宜散表、宣肺、开闭，法用辛散温开或辛凉透邪，重在开闭，切不可急于寒凉而使传里。施用针灸治疗，常能单独祛邪而病愈，或配合中药而速愈。风寒闭肺，不发热，或发热轻，无汗，痰不重，喘轻，鼻翼外翘，可用三拗汤加减。痰重，喘憋重，鼻扇，舌红苔黄等邪热渐入里之象，宜用银翘散或麻杏石甘汤加减。

**2. 中期**　若表邪失宣，化热入里，其热痰壅肺，肺胃热盛，热甚气阴亦损，诸多变证蜂起。痰鸣、喘促、腹胀成为病机转化的主要症状。热毒不解则伤气阴，正气渐虚，邪气或盛或衰，正邪虚实转化，施治应变尚难。治疗时必须抓住主证、主要病机，对于痰郁这一病理结果，治以通腑、消胀、豁痰、清解热毒，常可速愈。方用麻杏石甘汤加减，配合针灸、按摩，则顺治速效，逆治及时。

**3. 后期**　邪热渐解，气阴未复，邪盛正虚或正虚邪衰，常见热耗气阴，肺燥伤津，或余热未尽，营虚卫弱，或肺脾气虚，气阴两虚，出现各种症状。

总之，小儿肺闭一证属温热病的变化规律，临证必须要视热毒的转化、气阴的存亡进行辨证施治。随证遣方，随病用药。对热盛气阴不衰、正邪俱实之证，重在清热解毒；气阴渐损而热盛之正虚邪实，当清热兼护气阴；若热仍盛，气阴将竭之心阳衰的情况下，则先回其阳救其气阴，后清热解毒，待热毒尽才不会有复燃之火；而热已尽，其正亦虚，则以扶正养阴为本，才能彻底康复而无后患。如此，应视为肺闭的基本施治原则。

针刺对早、中期肺闭施治效果明显，只要有邪实，即使转危转重者，可速效或单独治愈。太极按摩在各病理过程中都可配合使用，而以后期调理效果尤著，也有单独治愈而康复的。

此仅将所用主要方剂麻杏石甘汤，随症加减变化及使用方法列举于后。将有关针灸腧穴及配穴使用说明及个人浅识一并罗列。举例病案以供参考。

麻黄杏仁甘草石膏汤原出《伤寒论》63条，以"汗出而喘"（邪热壅肺，肺失清肃所致）为本方的主要辨证依据。

根据临床所见观察，肺闭一证，其风寒、风热传变，亦同感冒一证相似。单纯风寒、风热实为少见，其风寒迅速化热入里，寒热夹杂或痰热壅盛易传变则为多见，且痰与热郁相随，即使寒痰，也无纯寒，为热之轻重而已，或寒中裹热之象。方中麻黄辛温宣肺解表，石膏性寒清热透邪，若配比恰当，于偏寒偏热、有热无热皆可使用。有汗不忌麻黄，无大热不忌石膏。杏仁宣肺降气，以助麻黄定喘之功。甘草理中和胃，调和诸药偏性。故小儿肺闭一证，只见之于痰喘主证，则无论病程新久、有热无热，皆可随症加减运用。或寒喘明显的，也可改为三拗汤加减运用。

常用剂量比例、加减参考：麻黄3g，杏仁6g，生石膏15g，甘草3g。麻黄/石膏可为：1/8～1/5。无汗用生麻黄，有汗喘甚用炙麻黄。

热甚加知母9g，黄芩6g，羚羊角粉0.3～0.5g；有汗加薄荷4g。

喘甚加苏子6g，代赭石30g；肺热甚而喘加桑白皮9g。

痰重加葶苈子6g，莱菔子9g，橘红6g。

咳重加全瓜蒌9g，浙贝母6g，枇杷叶6g，前胡6g。

腹胀加莱菔子 9g，苏子 9g。

口渴加天花粉 6g，玉竹 6g，石斛 6g。

血瘀加三七 2g，丹参 6g，红花 2g（选用宜量小）。

小便黄，大便不畅或干秘，多在以上见证调治之后而好转。若喘甚秘结不通、痰涌病急者，可服牛黄夺命散（方：黑牵牛、白牵牛、大黄、槟榔）。

上方用药及选用之味，为一岁以下用量。临证应视病情、体质差异而灵活运用，不可拘泥。服用要及时，频频饮服，中病即止。

附1　葶苈子苦寒滑利，能降肺气而平喘，能泻水湿而清痰，兼走大肠使水湿痰气从大便而出。其功效独特，为斡旋痰鸣、喘促、腹胀之主药。其法见异者，能使湿痰自下而去，服用后常见大便有泡沫出现，腹胀顿消，痰喘随应而平。因其大寒，久用或脾胃气虚者应慎用，至病势去而改为他药调治，或配合补益药并施。现代药理研究认为有强心作用。

附2　牛黄千金散。

方：全蝎、僵蚕、朱砂、牛黄、冰片、明天麻、黄连、胆南星、甘草。

方出《寿世保元》，其书载曰："小儿痰喘，急慢惊风欲死，但能开口，灌下无不活者。"

山西省卫生厅 1960 年编辑出版（内部资料）的《山西省中药成方选辑》载有此方，功能为"镇惊安神"，主治："小儿惊风，高烧痰涎，神昏谵语，手足抽搐。"

今以"痰喘"主治症见，其痰热传变之危重，同若"马脾风"之症见，皆与肺闭之痰鸣、喘促、腹胀及转急转危者吻合。故以肺闭如上斯症所施治，亦每见很快排下泡沫状粪便，各种症状迅速得到转机。

参考剂量：全蝎 0.9g，僵蚕 0.9g，朱砂 1.2g，牛黄 0.18g，冰片 1.2g，天麻 1.2g，黄连 1.2g，胆南星 0.6g，甘草 0.6g。共为细末。

服法：5 个月以下每服 0.15～0.2g，5 个月至 1 岁每服 0.2～0.5g，

1～2岁每服0.5～0.6g。薄荷或灯心汤送下，或白开水送下。每日1～2次。

临床观察：对不同程度的高烧、便干、便秘、痰鸣、喘促、腹胀，个别抽搐者，经服一两次后，大便见一两次泡沫状粪便，或呕吐泡沫状物一次，但无痛苦，症状迅速减轻。与各种疗法综合使用，其效更速，也有单独治愈的。

**4. 有关针灸腧穴及施治方法**

（1）针灸腧穴（选取与肺闭有关穴位的功能、主治及刺法）

①人迎：足阳明胃经。

取穴方法：结喉旁开1.5寸，避开动脉。

功能：理气、开瘀、通脉。

主治：咽痛、咳嗽、胸满喘息等。

刺法：避开动脉直刺0.3～0.4寸。

②水突：足阳明胃经。

取穴方法：人迎与气舍连线中点（气舍在锁骨内侧上缘）。

功能：平喘利咽，散瘀消瘿。

主治：咽喉肿痛、咳喘、呼吸短气、喘息不通。

刺法：直刺0.3～0.5寸。

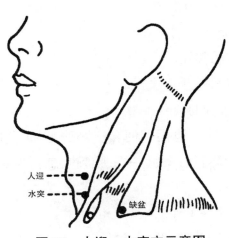

图17 人迎、水突穴示意图

③承满：足阳明胃经。

取穴方法：脐上 5 寸（上脘），旁开 2 寸。

功能：理气和胃止呕。

主治：肠鸣腹胀、上气喘逆等。

刺法：直刺 0.5 ～ 1 寸。

④关门：足阳明胃经。

取穴方法：承满穴下 2 寸，脐上 3 寸，旁开 2 寸。

功能：健脾和胃，通利水道。

主治：腹胀善满、积气、肠鸣、泻痢、遗溺、便秘。

刺法：直刺 0.5 ～ 1 寸。

⑤天枢：足阳明胃经。

取穴方法：夹脐（神阙穴）两旁各开 2 寸。

功能：调理大肠，扶土化湿，和营调经，理气消滞。

主治：肠鸣、腹痛、腹胀、泄泻、便秘等。

刺法：直刺 0.5 ～ 1 寸。

⑥大巨：足阳明胃经。

取穴方法：天枢下 2 寸。

功能：益气，安神，固精。

主治：小腹胀满、小便难。

刺法：直刺 0.5 ～ 1 寸。

⑦大横：足太阴脾经。

取穴方法：神阙旁开 4 寸。

功能：通腑气，调肠腑。

主治：大风逆气、泄泻、便秘、小腹寒痛、小腹热、时太息。
（注：大风——风邪猛烈；太息——频频叹息，为肝胆郁结、肺气不宣所发）

刺法：直刺 0.6 ～ 1 寸。

附注：足太阴、阳维之会。

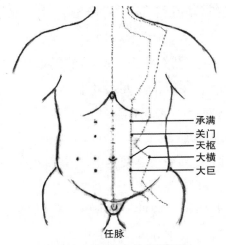

承满
关门
天枢
大横
大巨

任脉

图18 腹部穴位于意图

⑧大杼：足太阳膀胱经。

取穴方法：第1胸椎棘突下，陶道穴旁开1.5寸。

功能：祛风，解表热，舒筋骨，调骨节。

主治：咳嗽、发热、鼻塞、胸满气喘、头痛、项强等。

刺法：斜刺0.5寸。

附注：手、足太阳之会，督脉别络，骨会。

⑨风门：足太阳膀胱经。

取穴方法：第2、3胸椎棘突之间旁开1.5寸。

功能：祛风宣肺，清热，解表。

主治：咳嗽、发热、头痛、恶风寒、项强、胸背痛、胸中热等。

刺法：斜向下刺0.5寸。

附注：督脉、足太阳之会。

⑩肺俞：足太阳膀胱经。

取穴方法：第3、4胸椎中间旁开1.5寸。

功能：调肺气，补虚损，清虚热，和营血。

主治：小儿咳嗽不瘥、气喘胸满、骨蒸潮热、盗汗等。

刺法：斜刺0.5寸。

⑪腰俞：督脉。

取穴方法：在第4骶椎下，骶管裂孔中。俯卧时臀沟分开处取之。

功能：温下焦，疏经脉，祛风湿，强腰膝。

主治：发热无汗、腰以下至足冷不仁等。

刺法：斜向上刺0.5～0.8寸。

⑫胞肓：足太阳膀胱经。

取穴方法：俯卧位，平第2骶后孔，肾脉旁开3寸处取穴。

功能：通二便，利腰脊。

主治：癃闭、大便难、腹胀、肠鸣、腰脊痛等。

刺法：直刺或斜向里刺0.8～1.2寸。

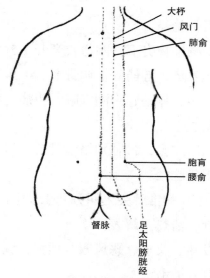

图19　背腰部穴位示意图

⑬四缝：经外奇穴。

取穴方法：左右手，食指、中指、无名指、小指四指面的中节横纹中取之。

功能：消积，驱蛔。

主治：小儿疳积（见有烦躁者）、瘦弱、喘咳等。

刺法：刺出黄白之透明液。

备考：出自《针灸大成》。

⑭ 曲池：手阳明大肠经。

取穴方法：肘外侧，屈肘于肘横纹外端取之。

功能：疏风清热，调和营卫。

主治：外感发热、余热不退、咽喉肿痛等。

刺法：直刺 0.5 ～ 1 寸。

附注：手阳明大肠之合穴。

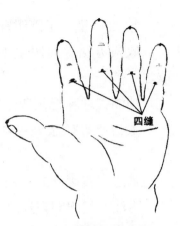

图 20　四缝穴示意图

⑮ 合谷：手阳明大肠经。

取穴方法：俯掌、虎口内约一指节，避开动脉取之。

功能：发表解热，疏散风邪，清泄肺气，通降肠胃。

主治：热病无汗、多汗、头痛、腹痛、小儿惊风等。

刺法：直刺 0.3 ～ 0.5 寸。

附注：手阳明大肠经原穴。

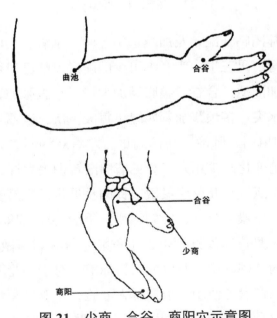

图 21　少商、合谷、商阳穴示意图

⑯足三里：足阳明胃经。

取穴方法：屈膝或平卧，犊鼻下 3 寸，于胫骨前缘外侧凹陷中取之。

功能：理脾胃，调中气，和肠消滞，通经活络，培扶元气。

主治：胃痛胀满、食饮不下、肠鸣腹痛、便秘或泄泻、烦闷身热等。

刺法：直刺 0.5～1.5 寸（师传小儿斜向下刺）。

附注：足阳明胃经之合穴。

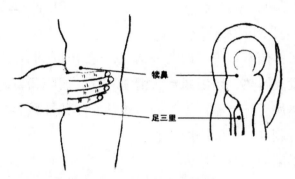

图 22　足三里穴示意图

（2）小儿肺闭临证配穴及加减运用经验　承满、关门、天枢、大杼、腰俞、胞肓、足三里，为必不可少的腧穴。烧已退可去腰俞、胞肓。发烧重可加曲池、合谷。腹胀满加大横，小腹胀加大巨。咳嗽甚痰重加人迎、水突。多烦躁加刺四缝（每天一次，以不见黄白黏液为度）。病程长加风门、肺俞。初诊病重可左右双侧同刺。病轻后可刺单侧，或随证情变化减少用穴。鼻见清涕渐转稠去大杼。

（3）针刺特点　小儿反应灵敏，针刺易见效而又易受其损，与成人手法不一样。一般不留针，针刺宜浅。手法要轻到睡时不使醒，醒时不使哭，只要见皮肤发红即可，于重症才行深刺而做较强的刺激。本章节所记述的针刺深度，乃以成人为标准，对于小儿因未有一定的规定标准，故只作参考使用。根据本人经验，一般只深刺到成人标准的 1/3～2/3 即可。轻症只刺入皮肤，见皮肤发红即可，个别穴位如足三里穴，可向下斜刺到 1.5 寸。总之，应视病情轻重，有反应见效为度。临证要沉着应对，庶无差错。

（4）临证观察　肺闭主证为发烧、咳嗽、气急、鼻扇。其发烧、咳嗽不易辨识出病属肺闭之症状（肺闭初起也有不发烧的），而气急常见有发吭声（初病不发烧而见发吭者易转重）。鼻翼外翘、鼻扇总见无涕。临床所见：针大杼一穴后，快者立时打一喷嚏见涕出，或稍等一时见有清涕，慢则针两三次后始见有涕。从众多病例观察又体会到，肺气郁闭新见者、轻者易见涕出；肺气郁闭时间较长、重者涕出较慢。故常以此探测肺闭之新久轻重。针刺承满、关门、天枢、足三里穴后，喘促发吭声迅速缓解。针刺大杼、腰俞、胞肓后，能单独退烧或综合施治促其烧退。各种症状缓解后，腹胀亦渐消，并常见泻下泡沫状粪便。待全部症状基本消失后，再继续针刺巩固 1 ～ 3 天。

**病例1**　王某，女，8 个月。1969 年除夕晚上 12 点左右，其父（对门邻舍）叫我帮他去乡卫生院给女儿看病。进家后却说雪太大，医生放假，大年三十半夜三更难找到医生，要求我给扎针。可我只是从当地一个既没理论，甚至连针灸穴位都不知道的土郎中那里拜师（该师在本县是家喻户晓的小儿"神医"）学过一点经验，而且还未曾干过临床。在这种农村医疗条件极差的条件下，我这个初涉医学者，按照老师的指点，发热带吭，针刺哪两个部位就会缓解。按我当时的知识，观察小儿高烧、喘促发吭声、无涕、鼻翼外翘、肚胀知是肺闭（肺炎）。在家人再三恳求下试刺两针，如见效再针，不见效立刻另找医生。按师传部位（承满穴、关门穴）针刺后（约 0.2 寸深），稍时喘促发吭声缓解，继而再针天枢、大杼、腰俞、胞肓，各种症状缓解，烧退大半。而后又针刺两天病愈。

**病例2**　马某，女，出生不到 1 个月。因患肺炎住院，治疗数天不愈而转危重，遂拔掉氧气出院回家（家在医院附近），立刻请我去家中救治。诊见患儿已昏迷，不愿施治。在家人百般恳求下，见小儿有腹胀症状，只针刺承满、关门、天枢，以观疗效。第 2 天其父又来求诊，说昨天针后病见大减，已不昏迷，又针刺治疗2天而愈。二十几年后，我去本县风陵渡粮站看我一个同学，患儿的父亲也在该粮站任职，遂过来一叙，随即其母也来，片刻返回去又把女儿叫过来让我看，女儿长得很健实。

**病例3**　某小儿，20天大，因高烧求去其家中诊治。诊见：高烧39.5℃，咳嗽，喘息发呛，鼻无涕而稍见翼扇，诊为肺闭，建议针刺治疗。家人是四川人，在太原打工，考虑经济问题愿意配合。用主配穴施治，1次烧退，共3次而愈。

**病例4**　我大儿子1岁时，发烧、喘促已2天。我因在本村加工厂研造一个机器3天未回家，吾母多次催促回家给患儿治病。后邻舍几个妇女也来，大吵批评我赶快回去救自己的孩子。回家后，见吾儿已面色青白，神昏，气急、痰鸣、喘憋、鼻扇明显，抬肩胸扇，指纹青色过命关，病势危重。遂施针救治，1日3次，症状缓解，共针刺治疗4天痊愈，后以按摩调理巩固。

**按：**以上4例症见，小儿肺闭无论新久轻重，见邪盛而正实，或将转虚正气尚存者，通过针刺有关穴位，能使肺郁得散，逆气转归，扭转病机，正气渐复而痊愈。

**病例5**　燕某，1岁，患高烧打针不退而来诊。诊见：高烧40.5℃，咳嗽、气急发呛声，鼻无涕，鼻翼扇动明显，腹胀腑气不通，烦躁不安，不想吃奶，舌红苔薄黄，指纹青紫而滞，病情危重，诊为肺闭。针刺有关穴位，配服生麻黄3g、杏仁6g、生石膏20g、甘草3g、葶苈子6g、苏子6g、知母6g、黄芩6g、炒莱菔子9g。嘱药煎2次，频服至晚上12点服完（住在一亲戚家留治观察），晚上12点又找来说烧还是未退，求去再诊。告知其药刚服完，需等些时候，并又针刺1次，施以按摩。观察至凌晨2点左右，见微汗出，腹胀消，腑气通泻下泡沫状粪便1次，烧退病情缓解。第2天再针刺、按摩治疗1次回家，后随访病愈未犯。

**病例6**　燕某，男，4岁，因患感冒不愈而来。诊见：高烧

39℃，咳嗽重，气急，鼻翼微扇，腹胀，大便不通，厌食，指纹见青色过气关，诊为感冒风寒传变之肺闭。治用针刺、按摩，配服炙麻黄4g、生石膏20g、杏仁9g、甘草3g、瓜蒌9g、浙贝9g、枇杷叶6g、炒莱菔子15g，1剂，嘱带回家一天分几次温服。隔天来后说咳嗽减轻，烧仍未退，反见昏睡，问知大便未通。适逢连下大雪，要求找一亲友家住下来治疗。前方去枇杷叶，加苏子6g，加服牛黄千金散0.3g，针刺、按摩1次。施治2天后，先泻下干粪，继泻下泡沫状粪便1次，腹胀消，喘平，烧退，时见清涕。唯咳嗽未尽，嘴唇干，第5日改用沙参麦冬汤加减1剂，针刺、按摩。第6日咳嗽基本消失，清涕转稠，大便趋于正常而食欲欠佳。第7日单独按摩1次，后未再来诊。

**病例7** 一1岁半左右小儿，来时诊见：高烧，喘甚，气急，鼻扇，腹胀紧满，舌红苔薄黄，指纹青紫过气关。证属肺热喘甚之肺闭。

方：炙麻黄3g，杏仁6g，生石膏24g，甘草3g，桑白皮6g，瓜蒌6g，苏子6g，代赭石20g，生甘草3g。1剂。嘱一天内频服完，并针刺有关穴位、按摩。第2天来时症状基本消失，遂停药，针刺、按摩1次回家，未再来诊。

按：以上3个病例所见，小儿肺闭寒热转化或以热为主之咳喘明显，腹胀、痰鸣、喘急，常用中药配合针刺、按摩，能速愈或很快获得转机。喘急发吭声的有无，可测病机转化；鼻涕有无以观病情趋向，由清转稠为转愈之象。

**病例8** 关某，8个月大，患腹泻治愈，后因发烧而来。诊见：面色无华，体温38℃，咳声不爽，气逆而喘，时有发吭声，鼻无涕、鼻翼外翘，时有微汗，伏母怀欲睡，叫时能醒，不想吃奶，腹泻日四五次，手足发凉。诊为肺闭。证属素体脾胃虚弱，腹泻后元气未复，复患肺闭。治用针刺、按摩，方药：炙麻黄3g，杏仁6g，生石膏15g，甘草3g，苏子6g。1剂，分2天缓服。第2天烧渐退又反复，余症稍见缓解，手足发凉不变。前方加服1剂补中益气汤，仍分2天服完。一切症状大减，烧退，手足温，清醒欲吃奶，唯腹泻未减。问知，为提高小儿营养，乳母饮食增加大肉、排骨、鱼肉之类。令乳母停食肥腻，饮食清淡。上方停施，改用七味白术散加减配合按摩施治。方：党参9g，白术9g，云苓12g，藿香6g，广木香3g，炒山药15g，葛根9g，诃子5g，石榴皮5g，甘草3g。1剂，分2天服完。药后渐愈，继续单独按摩2天而痊愈。

**病例9** 本村杨某之子，4个月大，患肺闭在某医院给氧4天无效出院，找我救治。诊见：患儿形体极度瘦弱，几乎是皮包骨头，体重约不超过2公斤。呼吸微弱，稍见喘憋，手足凉至肘膝。视其母亦黄瘦体弱，如此先天不足实属罕见。诊为肺闭，证属心阳虚衰型肺闭。每次针刺都得提起皮轻轻点刺，并服龙骨牡蛎救逆汤1剂，让家人用筷子蘸药液频频滴入患儿口内。经治2天后，患儿正气渐复，手足凉有所改善。继服1剂人参附子救逆汤，服法如前。2天后，见患儿眼目有神，手足渐温。每次针刺如前法配合按摩，第5天，家人说已脱离危险，要去地区医院检查。4天后回来肺闭愈。至今生存，但体质瘦小不健康（优生十分重要）。

**病例10** 杨某之子，1岁半。诊见：低烧，神昏，咳嗽气喘，鼻翼外翘，面现青灰或有妆色出现，舌淡红少苔，指纹淡青抵气关，诊为肺闭。证属气阴两竭型肺闭，正虚邪不盛而流连不去。只予按摩施治，每天1小时，3天后阴平阳秘，症状消失，嘱其慎勿食伤。4天后又出现发烧38℃，诊为伤食发烧，外祖母说未吃任何东西，又嘱其观察泻下之物，发现有一个糖块而烧退，众笑。

**病例11** 苏某之子，2岁。诊见：麻疹已出透（手足心已现疹），但仍发烧，多汗，气急、鼻扇，微干咳，诊为肺闭。证属热耗津液，伤其肺阴。单独按摩调治3天而愈。

**病例12** 苏某之女，2岁半。患肺闭经治愈后2天，又出现高烧39℃，昏睡，喉间痰鸣。细查并无咳嗽、气急、鼻扇之肺闭主证，诊为伤食发烧。此胃有滞热，灼津生痰，上壅蒙闭心窍，故见高烧、痰鸣、昏睡。单独按摩1小时后神清，又按摩调治2天，配服启迷丹而愈。

按：此5例属正虚邪盛、正虚邪恋、正邪俱虚和复受食伤之例，单独按摩常能取胜。正虚邪实、阳脱之证，必待正气复或回阳救逆之后。风邪要除尽，不可贻误病机。对于反复发烧等症，要以肺闭主证细做详辨，辨证求因，不可妄施其治。尤其病例8、病例9两例，虽然都有手足凉症状，必须于四诊细查，确得其的而矢之，以防毫厘之差而谬误。

**病例13** 张某，女，2岁。诊见：患麻疹已出，全身现疹，而手足心未出。高烧40℃，有汗，咳嗽，气急，喘憋发吭，鼻扇无涕，口干而渴，腹胀，尿赤便干，舌红苔黄，烦躁不安，指纹青紫过气关。麻疹虽出，手足心未见，则未出透。热甚灼金，肺热咳嗽愈甚，痰热壅遏肺络，遂成肺闭。方用：麻黄3g，杏仁6g，生石膏25g，金银花15g，连翘9g，紫草9g，薄荷6g，瓜蒌9g，枇杷叶6g，冬桑叶9g，甘草3g。1剂，一日分数次服完，配合针刺后症状缓解。二诊时烧退大半，手足心麻疹隐现。改上方：麻黄3g，杏仁6g，生石膏15g，金银花15g，连翘9g，紫草6g，薄荷6g，瓜蒌9g，甘草3g，炒莱菔子9g。1剂，配合针刺。第3天来诊时，疹已开始消退，烧退，喘平，大便通，腹胀消，又单独施针刺2天而愈。

按：此例麻疹肺闭，属疹未出透，因高烧而合并肺闭，但正气未虚。治以祛邪为主，佐以透疹。因治麻疹必须清热解毒贯彻始终，故每次方药都要加金银花、连翘之类，促其疹透，解其毒尽。而病例11为疹已出透毒解、气阴两虚的余热未尽，故单独按摩待正气复而余热自去，阴平阳秘而肺闭自平。

**五、哮喘**

哮喘，哮指因痰阻气道，喉间有响声而言；喘指呼吸的气息而言，气息急迫，升多降少，因痰盛而致喘的称为痰喘。哮多兼有痰喘、咳嗽，故称哮喘。出气长，吸气短，喉间痰鸣，开口闭口皆有痰声，为哮、喘、咳三位一体的病证。因外感六淫之邪，或内伤劳倦、饮食、情志诸因，引动宿痰而诱发，反复发作，春秋易发，缠绵不愈。

## （一）病因病机

哮喘致病原因与病机转化的过程，为肺虚无权，失其宣降；脾虚而升清降浊乏力；肾虚阳衰，困于蒸化。水湿之气弥漫于肺，乃结聚而生宿痰，痰结而阻气道，气机上逆而成哮喘。此为哮喘病机转化的一般规律。

哮喘常反复发作，宿痰为致病内因，若受外因之时令变化、寒热气异、饮食劳倦所伤，花粉、尘埃等异物刺激，或情志的激变，都可诱发宿痰而成哮喘，出现不同的症状，即寒、热、气虚、脾虚、肾虚引发的各种症状变化，形成发作期、缓解期不同的病理过程。

哮喘应与慢性咳嗽多痰、痰喘、肺风痰喘相鉴别，其病因病机同中有异，此并列而论，以便对哮喘一证有更详确的认识。

慢性咳嗽：多痰，无喘、哮的症状特点，又无明显的发作或歇止。为小儿脾胃失调所致，为脾湿生痰、肺失宣降的一般症状。伤食积滞导致脾胃失调，升降无序，脾湿之气随精气上归于肺，凝而生痰，肺弱失宣，胃降失权上逆而咳，此升降出入气机不复，则咳痰不止斯成慢咳有痰，常因感冒而诱发或加重。

《内经》云："脾气散精，上归于肺……唯脾家所散上之精归之不清，则肺家通调水道之令不肃……"因而生痰。脾为生痰之源，肺为贮痰之器，脾不湿不生痰正是这个道理。早在元代朱丹溪就明确指出："乳下小儿常湿热多。小儿食积、痰热、伤乳为病。"而今之时医，一见小儿咳有痰声，概以肺炎论治；见慢咳有痰，多以哮喘而施治。且大都滥用抗生素，后果甚为严重，故当细辨确诊，切勿贻误患儿。

痰喘：痰喘一证与哮喘症状相似，病因病机相近，而同中有异。

哮指呼吸的气息呼长吸短，痰喘即痰浊壅盛而喘的症状，哮常兼喘，而喘未必兼哮。喘为痰浊壅滞气道，哮为痰结而阻气道。从施治难度上看，喘待邪气消散后不会复发，哮则邪气留伏，宿痰难消。

肺风痰喘：为中医所称肺闭一证。虽有咳喘症状，却以发热、气急、鼻扇较为突出，多见于感冒、麻疹后期病变，或其他疾病的过程中，且无明显的复发过程。或有失治、误治，过用抗生素之类，损伤正气转为哮喘的，另当别论。

（二）辨证论治

哮喘的病机变化较为复杂，宿痰顽结不易化解，所涉肺、脾、肾三脏虚累难复，寒热气异病因多变。急性发作经治缓解，常转为慢性哮喘，缠绵难愈。治标易，治本尚难，病机病理变化万千，施治方药应变纷呈，此仅就一般治疗规律和方法概述于后。

治疗哮喘，首先以虚实而分，发作期之寒性哮喘、热性哮喘多为实证，施治以疏散外邪、祛痰降逆为之大法。风寒袭肺，应温肺化痰、降逆平喘，药用麻黄、桂枝、细辛、干姜之类，方例：小青龙汤加减。表热犯肺，应辛凉宣肺、清肺定喘，药用石膏配麻黄、葶苈子、苏子、桑叶之类，方例：麻黄杏仁甘草石膏汤加减。热较重者，重用清热解毒药物，药用金银花、连翘、板蓝根、黄芩、黄连之类，方例：葛根芩连汤加减。

虚性哮喘，常见于缓解期，多为肺、脾、肾气虚而作，治以培扶正气，增强肺、脾、肾之升降运动功能，使元气壮旺，气机正常，病能自愈。肺气虚，玉屏风散补之；脾气虚，六君子汤培之；肾气虚，金匮肾气丸、都气丸摄纳之。

太极按摩术对肺、脾、肾有直接的作用，能鼓舞气机运动，培扶元气，因而对于哮喘的施治有很好的促进作用，尤其在缓解期的调理及康复过程中，效果更为明显；而发作期必以中药为主疏散外邪，待缓解后，再转入以按摩为主配合中药调理。

**病例 1** 苏某之孙，男，1 岁 6 个月，因哮喘、腹泻经治不愈来诊。诊见：哮声如吼，痰声如拉锯，面红赤，苔黄腻，指纹红紫，一派阳盛热象。治以葛根芩连汤，方药：葛根 10g，黄芩 6g，黄连 2g，甘草 3g。配合按摩，1 剂缓解，2 剂明显好转，继续按摩调理而愈。

**病例 2** 忻州市张某之子，2 岁 7 个月。因肺炎在山西省儿童医院治疗，后转化为哮喘，劝其转入北京市儿童医院，转院治疗 26 天，前后用遍各种抗生素，病情愈加严重来诊。诊见：面色苍白，唇淡无色，汗出不止，喷嚏，咳嗽，痰鸣音微弱，此乃肺气虚而复受寒凉。急用玉屏风散加减 2 剂并配合按摩，3 天后汗出止，外感症状消失。方药：黄芪 12g，防风 10g，白术 10g，牡蛎 15g，浮小麦 10g，五味子 3g。继以六君子汤合玉屏散加减施治，以健脾养肺、益肾纳气，方药：党参 6g，炒白术 6g，茯苓 9g，陈皮 5g，姜半夏 6g，五味子 3g，山茱萸 6g，生黄芪 6g，防风 3g，佛耳草 9g。配合按摩 3 天后哮喘明显好转，面部气色转好。

提示：哮喘一证，发作期易治，而缓解后彻底康复较难，必待 3～6 个月间断调理，清除宿疾，增强体质，才不会复发。

**病例 3** 偏关县张某之子，1 岁 2 个月，2008 年 2 月因患麻疹注射了青霉素，使邪毒内陷不得外出，病情危重，插上氧气管千里迢迢由专车护送来太原救治，又因合并肺炎转为哮喘，几家医院用遍各种抗生素，同时使用激素一个多月，病情愈重，转院北京市儿童医院救治。经查认为支气管扩张、心衰、哮喘严重无治被辞，回本省儿童医院也不予接收而来诊。前后 3 个多月累计病历 51 页，花费六七万元。（以上为病家陈述，而病历却记载要求出院）诊见：患儿哮鸣声吼，喘如拉锯，面色灰黑晦暗，天庭已现黑色，时有喷嚏而鼻干无涕，咳嗽连声，无明显喘憋，气急鼻扇，发热 38.6℃。手足凉，小便黄，大便不通，不欲食，舌淡，苔灰黑而腻，指纹青色过命关，病情危重。此虚中裹实之象，胃气败无力以消，脾气败无力以运，复受风寒外邪，故哮喘愈甚。有发烧症状，乃正邪相争，尚有一线生机，首治用人参败毒散 2 剂，配合按摩每天 2 次，每次 50 分钟，外感症状消失，手足渐温，而咳嗽不止，大便不通，哮喘未明显减轻。二诊改用牛黄夺命散 1 剂，方用牵牛子 5g，槟榔 9g，大黄 6g。便下黑灰色干粪，咳嗽仍不减。三诊改用麻杏石甘汤加减与速效止咳汤各 1 剂交替服用，咳稍减而喘不减，大便滞而不畅、色仍灰黑。方用速效止咳汤加减：炙僵蚕 8g，款冬花 9g，炙全蝎 2g，杏仁 6g，太子参 9g，百合 8g，山楂 6g，神曲 6g，炒莱菔子 6g，川贝母 5g，桔梗 6g，生姜 2g；麻杏石甘汤加减：炙麻黄 5g，杏仁 6g，生石膏 15g，前胡 6g，瓜蒌 6g，苏子 5g，葶苈子 5g，炒莱菔子 6g。

后来，或单用或几个方剂交替使用，并保持每天按摩 2 次，每次 50 分钟，于第 16 天大便开始转黄，咳止喘轻，面色白净，有食欲。所用方剂增加了六君子汤合保和丸加减、清肺止咳饮、保和丸加减、止咳散等十多个方剂加减交替使用，止咳定喘。始终以麻黄配石膏为基本理念，配合白果以祛化顽痰，佐以活血药三七、红花之类，扶正酌用黄芪、紫河车粉。于施治过程中，又因稍伤乳食，受凉而复发，则随病变选方，随症变用药，施治 26 天后，病情基本稳定要求回家，嘱其携方回家随症选用。其母学习了太极保健按摩，回家照法调理月余后，电话回访证情基本稳定。

**病例 4** 山西阳曲县史某之儿，7 个月，因肺炎在山西省儿童医院反复住院治疗 3 次，后转变为哮喘，愈治愈重被辞，劝其转入北京市儿童医院救治。奈何已花费两万余元，无钱继续治疗而来求治。诊见：患儿消瘦，痿弱无力，面色黑晦，哮吼痰鸣，咳声不止，时时汗出，手足不温，鼻内尚能见有清涕，舌质瘦红，苔薄白，指纹青紫暗而细。首先应扶正祛邪、止咳化痰定喘，方用人参败毒散、速效止咳汤、哮喘 1 号汤、六君子汤等随症加减，配合每天按摩 2 次。继以扶正祛除顽痰为主，方用哮喘 2 号汤、哮喘 3 号汤为主方，随症加减。待症状稳定后，配制培补肺、脾、肾和祛除顽痰之散剂，嘱其服用 3 个月，以提高体质，巩固疗效，防止复发。

服药一个半月后，小儿又因感冒而哮喘复发。诊见小儿体质虽较前大有好转，但哮喘症状却很重。其父因在太原市郊打工，每次都开一辆工具车而来，为省钱几次要求患儿住下来治疗都不配合，发现证情继续转重，才勉强同意住下来治疗。当天用玉屏风散、人参败毒散、麻杏石甘汤3方加减依次交替定量服用。第2天汗出不止，感冒、哮喘的症状皆缓解，继续治疗后病情稳定，携方药回家调理巩固。

治疗过程中，始终配合太极按摩，其母也学会太极保健按摩，患儿经调理后再未复发。

哮喘1号汤：炙麻黄5g，炒莱菔子3g，炒葶苈子6g，五味子3g，瓜蒌皮6g，佛耳草9g，竹沥4g，半夏5g，橘红5g，苦参6g，地龙6g。

哮喘2号汤：桑白皮9g，麻黄3g，法半夏5g，炒杏仁6g，黄芩6g，麦冬9g，苏子5g，甘草3g。

哮喘3号汤：党参6g，白术6g，茯苓9g，生黄芪6g，陈皮5g，姜半夏6g，五味子3g，山茱萸6g，佛耳草6g，紫河车粉3g，防风3g。

按：哮喘一证，虽为顽疾，然只要临证细心，查明证情病因，辨明外感寒热之邪，内伤饮食、劳倦诸因，所涉肺、脾、肾诸虚，阴、阳有别，随证选方，随病用药，配合太极按摩的临床优势，虽病危常能缓解，病重常能治愈康复。

## 六、夏季热

夏季热也叫暑热证，是婴幼儿在夏季发生的一种特有的发热疾病。临床以长期发热不退，伴见口渴、多饮、多尿、无汗或少汗为特征。多发生在南方地区，北方一些气温较高的地区也常有发生。3岁以下小儿发病率较高，5岁以上者少见。一般秋凉后会自行痊愈。

### （一）病因病机

小儿肺脏娇嫩，脾胃不足，易受暑气感伤。客之于肺，则肺失肃降，皮毛闭故汗不出。暑气无发泄之机，则发热。邪移于胃，热伤津液而口渴引饮。又汗、尿同属阴津，则因同源汗闭而尿多。此夏日盛暑之气不去，其症亦持续不退，必至秋凉暑热退方能自愈。

（二）辨证论治

小儿夏季热，发热一般在38℃～39℃，汗出而热不解，多尿而清长，3岁以下较为多见，必须掌握主要症状，以便与暑温等相鉴别。本证以暑伤肺胃者多见，症见：发热不退，肤灼无汗或少汗，唇红口干而渴，多饮，多尿，烦躁，舌质红，苔薄黄，指纹红，脉数无力。尚有体质虚弱之肾虚患儿，发为上盛下虚者，症见：发热不退，渴饮，尿频清长，便稀，食欲不振，精神萎靡或虚烦不宁，面色苍白，下肢清冷，舌淡，苔薄白，指纹细红，脉细数无力。无论哪种见症，太极按摩都有一定的治疗和康复作用。临床多配以四叶二陈汤，常能一剂而烧退，继续按摩调理而康复。

四叶二陈汤（验方）：南瓜叶4片，丝瓜叶2片，苦瓜叶4片，荷叶1/4片，梨皮15g，西瓜皮30g，（以上诸药鲜者佳，此为3岁小儿剂量）冰糖适量。

功能：清暑益气，生津止渴。

主治：暑热耗气伤津，身热、烦躁、口渴、多饮、多尿、汗闭或少汗等症。

服法：水煎当茶饮。

**病例1** 王某之外孙女，2岁，因患发烧二十余天不退求诊，来诉：因发烧在某医院打针输液，烧退后隔天又烧，反复不愈。诊见：发烧39℃，烦躁不安，唇干欲饮，多尿，肤干不润，食欲欠佳，诊为夏季热。证属暑伤肺胃，暑热之邪未除，肺胃阴津未复，故发热反复不愈。治以太极按摩，配服四叶二陈汤，嘱其药物自备（农村更加容易寻得）。第2天来诊时发烧已退，又按摩治疗2次，食欲大好，重现活泼生机，再未复发。

**病例2** 荆某之外孙女，7个月，发烧一月余不退来诊，诊为暑伤肺胃，共按摩两次，服四叶二陈汤半剂而愈。

**病例3** 杨某之子，1岁半，发热经治十余日不退来诊。诊见：患儿面色白而无华，形体瘦弱，皮肤干燥不润，唇红，口干欲饮，食欲不佳，体温38℃，尿频，下肢膝以下发凉不温，微汗出。舌淡、苔薄白，指纹淡红一线过气关，诊为夏季热。证属素体虚弱，肾阳不振之上盛下虚证。治用太极按摩，配服四叶二陈汤1剂而烧退。继续按摩调治4次，余症消失而痊愈。现饮食增加，精神状态转好。

按：小儿夏季热一证，无论暑邪伤其肺胃，或为上盛下虚证，皆因体质虚弱，不耐暑热之邪。治疗大法当扶正兼以祛邪，故治以太极按摩扶其正，配服四叶二陈汤祛其邪，最终达到彻底治愈之目的。

# 第三节　内伤疾病

## 一、呃逆、干呕、嗳气

呃逆俗称打嗝，是胃气上冲，喉间呃声连出的一种症状。干呕为胃失和降，上逆而作，呕而无物吐出者。嗳气多因肝胃不和，或因饱食，胃气阻郁，胃中似有气冒出，微有响声使气嗳出，以使中气得出而快。三者虽临证表现不一，实际上都属中气失调、胃失和降所引发的不同症状。上冲于喉则为呃逆；上逆而出，呕而无物为干呕；气逆上冒而出，微有响声为嗳气。病发于脾胃，而又与肺、肝之气受累于脾胃相关。小儿肺娇、脾虚胃弱，稍受寒热感触，或伤食、实积、虚积，或遇惊恐抑郁而发，且年龄越小越易感触而发。多兼见于其他疾病中，亦可单独见症，一年四季都可发生。

### （一）病因病机

小儿脾胃虚弱，易受食伤而积滞，积滞不化，则气滞不行，升降失常。或脾胃虚寒，复受寒凉饮食，过用寒凉药物损其中阳，致寒凝气滞，脾胃失和。或湿热郁肺不宣，化热移蕴中焦，饮食不节伤脾生湿，致升降失常。或汗、吐、下过于克伤，或病热伤津，或胃阴不足见虚火上炎，和降失常，皆能气逆动膈，发为呃逆。干呕亦因胃失和降，无论胃寒、胃热、伤食、痰饮致呕而无吐出物者见之。嗳气多为肝胃不和或饱食胃气受阻所致。《景岳全书·杂证谟》曰："噫者，饱食之息，即嗳气也……"此呃逆、干呕、嗳气，皆出于胃失和降、上逆而致。

### （二）辨证论治

呃逆一证，主要因寒热二气相搏，胃气上逆动膈所致，临床很少单独出现，大都兼见于其他各种病证中，作为一个症状出现，无论寒、热、虚、实，病在胃失和降。干呕多因胃气虚而发病，嗳气常于饱食多见，通过太极按摩术的施治，皆能促其迅速得到转机，常在按摩中缓解。至于少见之危重病人，元气衰败、胃气将绝之时出现的呃逆症状（俗称呆气），施治难有回天之力。因上证多在其他急慢性病中作为一个症状出现，抑或呃逆以主证出现，亦不能离循虚实寒热辨证，因而都能施用太极按摩调治，常于所兼之证中得以治疗，故不作单独病例赘述。

## 二、呕吐

呕吐是一个症状，很多疾病中都可发生，单独呕吐少见。外感犯胃或乳食积伤中最为多见。其寒热虚实，胃虚多干呕，胃实多呕吐，皆因胃失和降，上逆而作。无论何种原因之呕吐，太极按摩都有一定的疗效。此仅就太极按摩效果明显的伤乳食呕吐、寒吐、热吐论述之。

### （一）病因病机

小儿脾胃虚弱，胃纳有限，恣食无度，乳食饱积而伤，则失其和降，上逆而吐。或脾胃本已虚寒，复伤冷食，或外感寒邪传之于胃，寒凝气结上逆而吐。或喜食肥腻辛燥，燥热上壅于胃，或感受暑热之邪上移于胃，热壅上逆而呕吐。

## （二）辨证论治

小儿伤乳食而吐，吐出乳块宿食，气味酸臭，常兼嗳气、腹胀、腹痛、不欲食。若吐出物无气味，呕吐量多，或朝食暮吐，面白神疲，四肢欠温，大便溏泄，小便清长，为寒吐。若吐如喷射状，食则顷刻吐出，口渴喜饮，身热面赤，大便气秽或干，小便黄短则为热吐。无论何种原因所致，皆为胃气上逆所作。诊断则需辨识原因，以阻断病因，和胃降逆，标本同治。本证以呕吐为主证者，以呕吐论治；仅见于其他疾病之症状者，则应以治其主证而兼治之。太极按摩治疗对以上之呕吐效果良好，常可单独而愈。唯热吐病势较急，常配服黄连温胆汤方可速效。

**病例 1** 一 4 个月男婴，因居住条件差，婆母老法接生，又年迈手笨，胎儿落体后未能及时处理好，出生适逢冬季而感受寒邪而吐。又因治疗不当，护理不周，迁延至今不愈。症见：时吐时止，或食入即吐。患儿之母说：每天早上头前比屁股下还湿。诊见：患儿面黄，形容枯瘦，肤无润泽，神气疲惫。舌嫩红，苔薄白，指纹淡红一线。证属病久伤阴体虚，胃失和降，运化无力。治以太极按摩术，每天 2 次，每次 1 小时。第 1 天加服征逆丹 0.3g，每日 3 服，频频作吐有减。第 2 天其母因不好喂药，喂后又一起吐出不愿服药，即单独按摩 1 小时，吐乳次数减少，食后不吐。第 3 天按摩 1 小时，吐止。嘱其定时喂乳，后随访再未复发。

**病例 2** 一 1 岁半小儿，食后则吐，吐如喷射，从口鼻而出，身热面赤，口干而渴，喜冷饮，烦躁不欲睡，舌红苔少而黄，指纹红流利抵气关。诊为胃热，热壅上逆而吐。病势较急，按摩一时不力，急用黄连温胆汤加减 1 剂而吐止，再按摩调理而愈。

方：黄连 1.5g，陈皮 3g，半夏 6g，茯苓 6g，竹茹 6g，麦冬 6g，灯心草 1.5g。

按:《幼幼集成》曰："盖小儿呕吐，有寒有热有伤食，然寒吐热吐未有不因于伤食者，其病总属于胃。"故以乳食所伤者多见，而以寒热辨之，其寒又多于热，按摩能和胃降逆，故对呕吐一证有良效。唯热吐病势较急非药物不能速效，待症状缓解后，按摩调理巩固疗效而康复。

### 三、腹胀

腹胀是以腹部胀满为主要症状的病证。引起腹胀的原因较为复杂，此仅以乳食积滞、伤寒、伤热而致脾胃功能失调、气机升降失序所引起的腹胀而论。小儿腹胀每多兼见于其他疾病的过程中。若以腹胀见重难消，面色苍黄，腹络青筋暴露，绷急如鼓，古称为"单腹胀"。

#### （一）病因病机

腹为腑居之地，脾胃之升降出入受困，六腑所传化之糟粕不能顺通，腑气失于运化，水液不行，气失升降，气滞水聚皆能致胀，常见乳食积滞，气滞而胀满。或至阴之脾，外感寒邪移里，或脾胃本虚，复受寒凉之食伤，脾阳无力运化，谷聚不散，水停湿聚以至于胀满。或外感湿热之气，内蕴脾胃，不能宣泄，内发为腹胀。而单腹胀一证，则为肺、脾、肾诸脏衰累，元阳气虚，中阳不能振发，脾湿无运化之力而致。

#### （二）辨证论治

腹胀一证，无论何因，都与脾胃失运相关，或伤食、寒凝、热郁，皆为脾胃失调，运化失司。概以虚实论之，新胀多实，久胀多虚，按之痛者为实，无痛为虚。随按随起，按如气囊，为腑气郁滞不行。按之如囊裹水，摇动有水声，为中阳不运、寒水困脾之胀，腹壁青筋暴露则为血瘀。此或气滞而结，寒凝、热郁而成胀者，若能使其滞散、郁解，寒热得调，胀自能消。或其他疾病兼见之腹胀，治其主证兼治腹胀，才能标本同治而彻底康复。施用太极按摩治疗腹胀，能培本而振发阳气，直接鼓舞脾胃之气，其气滞、湿凝得解，寒热调

和。于单腹胀之疑难症只要多行按摩，便可使元阳气升，脾阳得振，自会胀消康复。（参看第二章所引先师之论述）

## 四、腹痛

腹部指胃脘以下耻骨以上，整个腹部或某一部位发生疼痛，统称为腹痛。腹痛的原因庞杂，很多疾病都可出现以腹痛为主的症状。一年四季都可发生，一岁内尤其是两三个月内的婴儿最为多见。常见之腹痛为乳食积滞，或外感寒凉之气，内伤冷食冷饮，或脾胃素本虚寒，寒从内生，或热结肠腑，或血瘀气滞而致痛等。

### （一）病因病机

凡痛都是郁结不通，不通则痛。小儿腹痛，或因乳食积滞，食滞壅塞，腑气不通而腹痛。或受寒凉之气客于肠胃，及过食生冷，寒邪凝滞胃肠而腹痛。或喜食辛燥炙烤之物，胃肠积热不去，渐至热结肠腹而腹痛。或受外伤诸因，气血经络郁结不通而腹痛。无论哪种原因所造成的腹痛，其病机都是气机不通。

### （二）辨证论治

小儿腹痛却不能表述出来，或表述不清，给诊断带来很大难度。在四诊合参的基础上，要以望诊为主，尤其是婴幼儿表现出反常的哭闹、面部表情及形态、睡卧姿势等。《幼幼集成》曰："眉目频蹙，必腹痛而多啼。"又在其指纹诊断上说："腹痛纹入掌中心。"于长期儿科临床所见，凡指纹入掌心，或八字形，或并行两条，患儿必腹痛而趴着睡觉，多为腹寒而痛。若起卧颠倒，则为乳食积滞之腹胀而痛。痛则气乱，查指纹多见异常，气乱脉亦乱之理也。

若以虚实辨之，按之痛减，喜暖，为虚、为寒；拒按，得热痛甚，为实、为热。新痛暴痛多为实；久痛绵绵多为虚，痛无定处多为虚；痛定不移、刺痛为实（血瘀）。

伤乳食者，腹胀，嗳腐酸臭，不思饮食，夜卧不宁。伤寒者，突然腹痛，阵阵发作，面白唇青，指稍凉。脾虚脏寒常腹痛绵绵。热结

122

肠腑则腹胀拒按，面赤，喜冷饮，小便短赤，大便干秘。气滞血瘀之腹胀则痛有定处，痛如针刺，脘腹胀满而拒按。

如上见证，无论何种原因所发之腹痛，新久危急缓慢之症，皆为气机不通所致。太极按摩术能使大气壮旺畅通，中气升降有序，其郁散结解而腹痛止，对腹痛有很好的治疗作用。患儿常哭闹而来，嬉笑而去。尤其常见婴幼儿来时哭闹烦躁非常，按摩中却能转入安睡状态。而于感邪较重，气滞血瘀，年龄稍大之患儿，常配合中药始得速愈。

**病例1** 杨某之孙，7个月。因哭闹不止，往返于县城治疗5天不愈求诊。诊见患儿环口稍见鳌青，指纹青色呈八字形，哭声急切，烦闹不安，诊为腹痛。因患儿太小而食寒凉瓜果，寒结于腑，痛急而啼。即予按摩，其祖母见我手不动若无其事样，急问多长时间哭能止住，我说20分钟，见哭止时看表15分钟，继续按摩患儿入睡，再未复发。

**病例2** 张某之孙，20天，因哭闹不止求去家中诊治。诊见哭声尖锐，阵阵不止，肚胀绷急，脚蹬手刨，诊为伤乳腹痛。此频乳饱食，脾无运化之力，壅滞中满，欲吐不得，欲下无力，阻滞肠腹，结而腹痛，痛急故见脚蹬手刨。按摩20分钟后患儿哭止入睡，嘱其定时喂乳，再未复发。

**病例3** 刘某之子，4个月，因哭闹不止经治月余不愈来诊。来诉：一个多月前患此证，西医按消化不良治疗，稍减轻即反复。已通宵啼哭4天，伴水样泻。诊见：患儿啼哭不已，哭声急切，环口鳌青，面色苍白，躁扰不宁，指纹淡青暗陷，诊为腹寒痛。患儿素禀脾胃虚寒，复受外寒而伤，因西医误治而寒结不解，腹痛不消。脾虚寒凝不散，运化无力，故见水样泻。单独用太极按摩施治，当天中午按摩1小时即缓解，下午即安睡2小时，晚上7点再施术30分钟，临走安睡。次日诊见面部表情转为常态，予太极按摩30分钟，第3、4日照法施治，大便开始转为正常，能安睡，后随访再未复发。

病例4　太原市郑某之子，40天，住某医院按肺炎治疗7天，后转危重被辞出院，家人心急如焚，求余救治。诊见：患儿环口黧青，哭声尖锐，手足凉，腹泻物色白胶黏，脐凸如核桃大，指纹青色直透三关，诊为腹寒痛。问知：脐带脱落后家人用酒精棉消毒，因酒精量大又反复擦抹，使脐部受寒而腹痛。婴儿太小不会言语又不能翻滚，只是努挣发出吭吭的哭啼声，被误诊为肺炎。复加打针输液之治疗，其寒愈甚，腹痛更重。故出现手足凉至肘膝，哭甚努挣使脐凸肿胀。按摩治疗2天其哭减轻，但仍腹泻，泻下物色白胶黏，知受寒太深，遂配服良附丸加减1剂，并亲自喂药观察，配合按摩调治2天后，始见大便开始转黄，患儿亦能安睡，继续按摩2天，共治6天病愈。

方：高良姜5g，香附6g，川芎3g，乌药5g，白术6g，茯苓6g，延胡索6g，甘草3g。药煎1次，频服观察，2天共服药2/3，始见大便开始变黄。继而又见2天大便不通，知热药服用稍过，单独按摩调理而愈。

病例5　太原市郭某，女，3岁半，腹痛，厌食，体弱多病不能上幼儿园。小儿腹痛不会表达，总说肚子痒痒的，几家医院说找不到病因无法治疗，遂求余诊治。诊见：患儿面黄无华，蹙眉苦脸，舌淡，苔中部白厚腻，指纹尚能见八字形，弯腰曲背，趴着睡觉。此为寒凉食物所伤，寒邪凝滞中焦，阳气不得宣发，脾胃之气瘀阻不运，故见腹痛而缠绵，长期厌食而体弱。单独按摩5次后，腹痛止，舌苔厚腻渐退，有食欲。按摩10次后食欲旺盛，可以上学。后又间断按摩几次，体质渐强，直至彻底康复。

病例6　薄某之孙，男，3岁半，1岁半时曾因反复感冒发烧等接受太极按摩治疗，两年来一直再未生病。此次因腹痛求治。诊见患儿蹙眉苦脸，面色惨白，曲腰，问知曾一顿吃了半斤草莓，后腹痛阵阵发作。再查舌淡苔白，脉象沉紧，诊为腹寒痛。但患儿母亲一脸怒气，持不相信态度，不愿配合治疗。遂告知其如不愿按摩可先到其他医院治疗。4天后又来求治，其父也相随而来，并说：医院认为是肠痉挛或有蛔虫而腹痛要我鉴别。——做了解释后，仍然不相信而离去。17天后又来，说经中西药治疗至今仍然腹痛不止，每天晚上腹痛至在床上打滚，愿意按摩试试。

我告诉其家属说，患儿延误的时间长了，你们拿1次按摩费，给按摩2次，并留治观察，于治疗中即见腹痛缓解，患儿神态渐转自然，当天晚上腹痛未发，继续调理3天，每天按摩1次而愈。

**病例7** 一1岁7个月患儿因吐泻而来，初诊为阳明不和，予太极按摩并配服七味白术散加减1剂，第2天来诊时吐泻已止，继续按摩调理，每天1次，第5天大便仍未转正常，且哭闹烦躁，晚上尤甚。问知病前曾咽下一个小枣（患儿奶奶发现孩子嘴含一个小枣，怕其吞下，惊慌地欲要用手掏出，患儿却受惊一口吞下），改用保和丸加减（加川大黄6g）仍未排出。按摩至第7天，其母又哭诉说每天晚上患儿哭得死去活来，面色发青，从床上滚到床下，要去医院检查。腹按有压痛，细酌小枣仍在小肠部位难以排出，告其母，愿收1次按摩费而行多次按摩，每次1小时20分钟，间隔2小时，继续按摩1小时20分钟，后腹内鸣响，哭闹缓解。第2天其母来说当天下午回家后排出枣皮，晚上再未腹痛哭闹，诊见患儿神态正常，按摩1次后未再来。

**病例8** 一3岁6个月男孩，因吃草莓十余个及香肠若干，食后腹痛，诊见舌苔白厚，面现痛苦，凌晨5点于省儿童医院急诊部服胃酶片等无效，8点而来求余诊治。患儿证属寒热郁结之腹痛，单独按摩40分钟后好转，配服保和丸加减1剂，下午4点复诊，来诉大便1次，量大有酸臭味，遂停药（只喝了半剂药），又按摩2天，每天1次而痊愈。

**病例9** 一4岁女孩，因感冒兼食滞治疗几次后病初愈，食欲好，饱食肉馅饺子，腹痛发作来诊。来诉在家吐了一次后，腹痛减轻，现又反复。此为伤食使脾胃呆滞，郁结不通而腹痛。遂施用按摩，然患儿因痛急哭闹不配合，急予针刺中脘、天枢、足三里，5分钟后痛解，说笑如常，继续按摩 1 次，患儿欢跳乱蹦而去。

第 2 天来诉腹痛略有反复，而且发烧 38℃ 左右，问知大便未通，又按摩 1 次，配服保和丸加减 1 剂而烧退，再按摩 2 天痊愈。

**病例 10** 一 4 岁男孩，因气候突然变冷，在室外奔跑嬉戏后腹痛来诊。诊见患儿呈痛苦面容，伏卧母怀，哭闹诉痛，其母着急不安。诊为外感寒邪郁结而腹痛，按摩约 10 分钟后腹痛止，患儿进入睡眠境地。继续按摩后患儿腹内雷鸣，并走矢连声，睡一觉后，自己行走回家。

**病例 11** 太原市苏某小女儿 7 岁，腹痛 5 年半而来，诊见：形体瘦小，面黄，蹙眉苦脸，弯腰曲背，其父曰：5 年半来，几乎每天犯痛，甚至一天几次，重时地上打滚，在场曾见犯痛几次。父亲表情木呆如痴不仁，询问病史，其父曰：1 岁半前小女健壮活泼，因过食水果肉类，几次腹痛，均以消炎药、抗生素治疗，痛而复加。曾在太原、北京几个大医院救治，又做过 3 次腹腔手术均无果，也说是不完全肠梗阻，回太原又找一位中医教授连续吃了 84 付中药，说是已成腹水无治而来，提示单独按摩 7 天观察治疗，认为：脾胃本受寒热郁结挛急而腹痛，复受寒凉药物刺激而延误，更受手术而削弱体质，本属于功能失调病变，而使脾胃功能更难恢复，运化失司，自然腹水，按其脐上右侧拒按而痛，知是此段肠道已麻痹，反复勾挛，稍有不适之食物，刺激挛缩难下而复犯腹痛，待食物慢慢流下而痛减，中气升降运动受阻逆，故定方案予单独按摩，慢慢修复，药物难能巧妙合拍。施治中也曾反复几次，皆因不注意饮食而作，再三提示：寒凉、厚味、粗糙之食不可进，多食流汁食物，一月后稳定病情不易复发，让该父亲学会按摩，回家继续按摩调理，体重增，气色渐好，已正常上学。

**按**：小儿腹痛临床所见甚多，虽常兼见于各种病证之中，却是一个比较明显的症状。婴幼儿若来见蹙眉苦脸，烦躁不安或哭闹难宁，指纹呈八字形，年龄稍大之患儿来见蹙眉，双手抱腹弯腰曲背，再问明饮食起居，辨别虚实寒热而确诊。问清致病之由，嘱其注意之事项，若属兼见之症，必标本同治才能彻底治愈。

## 五、便秘

便秘也叫便闭，是大便秘结不通，排便时间延长或排便困难。轻者见大便始出于粪而后软，称为大便干糙；重者秘结如丸核，几天大便一次。常作为一种症状出现，兼见于各种病证中，为儿科常见病之一，而单独便秘者少见。

### （一）病因病机

便秘有阳结、阴结之分。阳结者，常为素体阳盛，喜食辛辣香燥、精细少渣食物，辛温香燥药物过偏，热性病后余热未尽，皆能致热耗津液，肠道失润而燥结。或喜食肥腻，饮食无度，积滞肠道化热灼津，传导失运而便秘。阴结者，多为素体脾胃气虚，脾土失运，肺气虚则大肠传导无力，结而便秘。或素禀体弱，气血俱虚，后天失养，或亡血、大汗伤津，肠道失润，或寒凉之食伤脾而失运，遂致便秘。总之，无论何种原因，皆为津失所润，其糟粕失润而结，传导失运而秘。究其病因，验于临床，阳结多见且易治，阴结少见而治难。

### （二）辨证论治

阳结便秘为燥热内结肠胃，或乳食积滞，积久化热。多兼有脘腹胀满，甚或腹痛呕吐，移热膀胱则小便发黄。舌红、苔黄糙为燥热，苔腻而黄为食滞所化之湿热。燥热宜清热润肠，麻子仁丸加减主之；湿热宜清热化湿导滞，枳实导滞丸加减主之。

阴结便秘为脾胃气虚，血失荣养。便下结如丸核，时有便意而努挣难下，其气虚甚者努挣见汗出。其脾胃气虚治以益气润肠通便，补中益气汤加减主之；血虚津枯失润则治以养血润肠通便，四物汤加减主之；腹寒失运，则于补益药中酌加温阳建运之"桂枝"少许。

无论阳结、阴结，皆为津乏失润，气失升降，腑气不通。太极按摩法，按师之经验：热者能清之，燥者能润之。太极按摩不仅能使气运健旺，还能增强胃肠的蠕动能力，使燥者润，腑气得通，故治疗便秘一证有很好的疗效，常能不药而愈。对于便秘时间长、秘结重、气血虚所致者，配合药物亦可速愈。临床对阳结常配服蒲公英、胖大海煎泡液，能促进清热、润燥、通便。努挣难下者可配合外治法，以一段小指粗细大葱蘸蜂蜜少许，徐徐插入肛门，来回抽插两三下，少时即可便下；或制蜜栓如胶囊大，塞入肛内引大便出。

蒲公英性味甘平，入脾、胃二经，功能清解热毒。每日30～50g，煎服，便通为止。

胖大海味甘微涩，性平、微凉，入肺、大肠经，上能清肺热，下能润肠通便。每日3个，开水浸泡当茶饮。

**病例1** 一4岁女孩，因便秘转治几家医院不愈，遂来求治。诊见：面黄无泽，舌微红，苔见中厚，腹按有痛感，不欲食，或隔日或数日便下一次，粪燥干，脉沉实。此食积已久，虽燥热不重而脾运无力，积久结而难下，故数天便1次。其治要在运脾，单独予按摩4天后，大便质软，共按摩6次而愈。

**病例2** 一2岁半女孩，便秘，两三天大便1次，面黄，厌食，腹痛，手心热，指纹青紫而滞，纹形入掌，舌尖红，苔中厚。此乃食积气滞失运，而见便秘、腹痛等症。予以按摩并配服胖大海浸泡液，治疗3天便通，腹痛缓解。后停服胖大海，又单独按摩6天，腹痛止，食欲渐增。

**病例3** 一5岁男孩，经常便秘，三五天甚至一星期便1次。努挣难下，大便燥结如丸核。食欲不减，舌质红，苔薄黄，脉沉实，手心热，食后腹胀满不适。两年来总以泻剂治疗，一时缓解复又秘结不通，求治于余。此为胃强有热，原治虽通腑导滞，而胃热未清，热郁复结。胃强有热，故食欲不减，饮食积滞化热，致肠道腑气不通，见食后腹胀满。其要在通腑导滞必同时施以清热之法，方用枳实导滞丸加减，配合按摩，服药1剂大便通，按摩调治5天而愈。

处方：枳实9g，大黄4g（后下），炒神曲9g，茯苓9g，黄芩

9g，黄连 3g，白术 9g，鸡内金 9g。

**病例 4**　我在省中医学院写书期间，遇见同楼一黑人小女孩，2岁 2 个月。与其逗玩中，握其手立感手心烫热，望面色虽本属黑色，但底色发黄，皮肤干燥失润。询问保姆小儿大便秘结否？答曰三五日甚或一星期大便一次，燥结如羊粪。遂告愿予免费按摩治疗。

其母与保姆领小儿来诊治，诊见腹胀满，舌质嫩红，少苔，舌后部稍见苔厚微黄，虽肤色黑重，于赤白肉际之间可见指纹红紫而滞。询问患儿饮食情况，知其经常食肉及厚味，开始为多食善饥，继而腹胀满不欲食。常以消导药通便，通又复结而秘。余以太极按摩单独施治，每天 1 次，每次半小时，于第 3 天始每天能排便 1 次，每次几个干粪核。共治 6 天后大便见软，渐渐趋于正常，又间断调治 5 次而愈。

**病例 5**　王某之外孙女，4 岁半。因 2 岁多开始便秘，至今不愈来诊，并诉现在四五天便一次，每次都需用开塞露，便出如丸核。诊见患儿面色㿠白，舌尖微红，苔白腻，腹部柔软，脉沉实，精神状态尚好，活泼好动。此乃虚实夹杂，治先用枳实导滞丸两剂，便稍通复结，继用保和丸、四物汤加减，每次配合按摩，虽舌苔退而便秘不能彻底改变。又细询病因证情，外祖父说患儿每天早上吃一根香蕉，晚上吃一根香蕉，平时也注意多吃水果，每次大便因努挣而头汗出，手心不热。由此知是少腹寒冷、脾失健运而便结不通，拟方气血双补，酌加温阳通散之味，服药两剂并配合按摩而愈，嘱其注意勿食寒凉冷饮，再未复发。

处方：黄芪 15g，当归 10g，陈皮 3g，川朴 5g，川芎 3g，广木香 5g，桔梗 3g，甜苁蓉 10g，何首乌 6g，桂枝 2.5g。

按：便秘虽以阳结、阴结而分，然各种病变所引发的过程，也常见寒热夹杂，或实或虚，应细加辨识方可有的放矢。另外，由于家长不知其病因，一般以为便干就是有火，因而滥食寒凉水果之类，或滥用抗生素之类，使脾胃功能失运而出现时泻时秘，这些都应当以太极保健按摩预防为主。虽已成疾经治仍要多行按摩，才能使中气之升降协调，再从病因上阻断才能彻底康复。

## 六、泄泻

大便稀薄，时作时止为泄，水谷之物泄出也；直下如注为泻，肠胃之气下陷也。本病是脾胃功能失调而致泻下的疾病。大便次数增多，便下稀薄或水样，或夹有不消化食物、黏液等为泄泻的主要特征。小儿泄泻亦称为小儿腹泻，两岁以下多见，年龄愈小发病率愈高，一年四季都可发生，以夏秋季多见。小儿脾胃虚弱，泄泻易伤阴伤阳，传变迅速。若失治误治易传变为慢脾风，或致疳疾，更有危及生命者，病情危重。

### （一）病因病机

小儿泄泻病变在脾胃。脾胃本虚，复受外感时邪，内伤饮食，或脾胃阳虚等，皆可致泄泻。病因之间常互为因果，相互关联，使水谷不化，运化失司而清浊不分，下注大肠则为泄泻。

外感寒、热、暑、湿可直接伤于脾胃，或由表入里而伤。受寒而兼有外感症状者，泻下清稀兼有泡沫。湿盛致泻最为多见，脾恶湿而喜燥，受湿邪侵袭最易困脾。脾困失运，清浊不分，下迫大肠，泻下清稀或下注，故有"无湿不成泻"之说。兼加暑热则泻如喷射。伤于乳食，或过饱、恣食肥腻而积，或生冷寒凉伤其脾胃，胃气无力于消，脾伤无力于运，移迫大肠而致泄泻，常见夹有奶瓣和未消化食物渣滓。若脾胃素本虚弱失运，或受寒凉之药攻伐太过，或滥用抗生素使脾胃功能失调，肾阳虚衰无力温煦，脾阳不振，致运化无力，皆能致泻，且多成慢性、迁延性腹泻。又见脾胃不和，常上吐下泻，或外感内伤互相掺杂而出现发热、腹胀、腹痛各种兼症。总之，泄泻一证，其病机病理虽庞杂多变，然总以急慢性腹泻来概括。外感时邪所致寒泻、热泻和伤乳食泻多为急、为实，脾虚致泻多为慢、为虚。

## （二）辨证论治

泄泻一证，病变在脾胃，有急慢之分、轻重之别。外感内伤可相互夹杂，传变迅速，伤阴伤阳，极易转重转危。首当分辨寒热，审其虚实。凡发病急，泻如喷溅为实、为热。肚腹胀满而痛，泻后痛减属实；虽腹胀而绵软不痛为虚；迁延不愈多虚实夹杂。便下不臭或腥臭或如注，或小便清长，舌淡苔白为寒邪所伤；粪便黄褐而臭或酸臭或喷溅，为热邪所伤。面白肢冷为伤阳，唇红、口干而渴为伤阴。全身精神状况尚好，泄泻次数日少于10次，便泻糊状伴有蛋花样粪便，发热或呕吐等症状轻或无为轻症；若便泻频急或无度，或身热，吐泻兼作，烦躁，口渴，皮肤干燥，目眶凹陷，囟门成坎，唇红舌绛，四肢不温等皆属重症；泻下无度，额汗如珠则为气脱之危候。

分型辨证，有伤食泻、寒泻、热泻、脾虚泻。以急慢分之，伤食泻、寒泻、热泻多为急性腹泻；脾虚泻为慢性腹泻。以外感内伤论之，寒泻、热泻多为外感时邪所伤而致，伤食泻、脾虚泻为功能失调而泻。寒泻、热泻易传变，伤食又常兼夹于各证之中，湿为致泻的根本原因，脾胃为泄泻的所在脏腑。故治泻首当调理脾胃，佐以散寒、清热、导滞、利湿等基本治疗法则。理脾当以运为健；散寒，在外需表散，在里宜温振；导滞，应消中有健，勿伤胃气；利湿应酌情，燥湿、化湿、渗湿所用咸宜。至于变证，伤阴、伤阳，急危重症，应随时把握病机，攻补兼施，护脾扶正为本，正扶邪自去，祛邪勿过，以维护方生之气，这些又都是应注意的事项。

太极按摩术对于急性腹泻，尤其寒泻、热泻，施治乏力，疗效甚微，必以他法使邪去转愈之时，方可予太极按摩以配合治疗，促其康复。症见洞泄或暴注下迫，不可急于施用按摩，此为肠功能亢进，单独予以按摩无济于事。伤乳食泻，轻症可单独按摩而愈。夹湿重、泻利稀水多者，应配合药物方可速愈。脾虚久泻常可单独按摩而愈。各种变证，伤阴伤阳，转重转危者，只见有滞，无论虚实，或体弱元气不足者，均可配合按摩。

**1. 伤乳、食泻**

（1）伤乳泻　小儿脾胃本虚，喂乳不当而宿积，脾运无力而清浊不分，下注大肠而致泻。症见泻利稀水夹有奶瓣，腹胀、腹痛、啼哭，烦躁，泻下物带有泡沫，矢气，肛门肿胀、周围淡红。只要定时喂乳，勿使过饱复伤，单独按摩调治可愈。若舌苔白厚润腻，湿重泻注，可用平胃散加减配合按摩能速愈。

方例：苍术 5g，厚朴 3g，陈皮 3g，甘草 3g，炒麦芽 9g，木香 2.5g，荷叶 9g。（口出气酸臭为有热，加黄芩 6g）

（2）伤食泻　喂养不当，生冷不洁，积滞不消难运，症见腹满胀痛，烦躁哭闹，嗳气，厌食，舌红，苔黄厚腻，手心热。泻下酸臭常带有泡沫、矢气。肛门肿胀而痛，周围淡红。轻症可单独按摩而愈，重者可用保和丸加减配合按摩施治。

方例：焦山楂 10g，神曲 6g，陈皮 3g，半夏 6g，炒莱菔子 6g，连翘 9g，炒麦芽 10g，茯苓 10g。

随症加减参考：

热重加黄连 2g，黄芩 6g，葛根 6g。

腹满胀痛加炒枳壳 9g，木香 3g，厚朴 6g。

呕吐甚加藿香 9g，生姜 3g。

湿盛水注或膏样大便选加荷叶 9g，车前子 9g，泽泻 9g，薏苡仁 20g，猪苓 6g。

食欲不振加佛手 6g，谷芽 10g。

**2. 寒泻**　因外感风寒而致泻者，有身热、清涕、咳嗽等表证。症见泻利臭气不重或腥臭，小便清长，肠鸣腹痛，泻下见有泡沫，肛门淡红不肿，皱褶潮黏。

治疗风寒泄泻，单独按摩乏力，必主以散寒解表之剂，待表解湿去，配合按摩调理脾胃而巩固疗效。

方例：藿香正气散加减。藿香 9g，苏叶 3g，陈皮 3g，白术 6g，茯苓 9g，厚朴 6g，木香 3g，桔梗 5g，甘草 3g，生姜 3g，大枣 3 枚。

**3. 热泻** 因湿热而致泻者，泻下稀薄，或如注，或喷溅，便色黄而味臭。伴有发热，面赤，舌红，苔黄或白而腻，便泻如水，或带有黏液、泡沫，小便色黄短涩，肛门肿胀色红，皱褶变粗或肿硬。

治疗湿热泻，太极按摩术同样乏力，必主以清解热毒及分利水湿之剂，待湿热渐解配合按摩以调理脾胃。

方例：葛根芩连汤合六一散加减。葛根 6g，黄芩 6g，黄连 3g，滑石 12g，甘草 2g。

随症加减参考：

热盛加金银花 10g，连翘 6g。

水泻加泽泻 9g，茯苓 10g，车前子 9g。

渴饮加石斛 9g，麦冬 6g，天花粉 6g，乌梅 6g。

呕吐加竹茹 6g，藿香 9g。

**4. 脾虚泻** 小儿脾胃虚弱，运化无力，症见大便稀溏或夹有未消化食物残渣，食后即泻，时轻时重，反复发作，泻下不臭或微有腥臭味。面黄神疲，多见体弱消瘦或泻久肢端微肿。舌淡苔白，纹淡脉沉无力。肛门稍肿不红或不肿不红。其脾阳不振，则形寒面㿠白，手足稍凉；脾气下陷，可见气怯声微，头倾脱肛。脾虚又易伤寒、夹食、夹湿，症见上吐下泻，或泻下无度，口渴，腹胀、腹痛等。

太极按摩术，因其能调理脾胃功能，培补元气，调和阴阳，故于脾虚泻有很好的疗效，可单独按摩而愈。而且待泻止后继续按摩调理，能使脾胃功能健旺，元气壮旺，彻底增强体质而生长发育正常。若见伤寒、夹食、夹湿重者，多配合药物而速愈。

方例：七味白术散加减。党参 6g，白术 6g，茯苓 6g，藿香 6g，木香 6g，葛根 12g，甘草 3g。

随症加减参考：

脾虚明显加炒山药 15g（滋阴宜生用）。

乳、食积滞加炒麦芽 10g，焦山楂 10g。

积滞久加槟榔 10g，厚朴 6g。

肾阳虚兼有五更泻者加煨豆蔻 10g，补骨脂 10g。

滑泻不禁或见脱肛加诃子 4g，石榴皮 5g，煅龙骨 30g，煅牡蛎 30g，乌梅 3g。

夹积热便滞加黄连 2g、滑石 10g，小便短赤者加车前子 10g。

久泻清气下陷加黄芪 10g，升麻 5g。

脾虚里寒重者加附子 5g，肉桂 3g。

湿重洞泄无度者，可用五苓散加减以分利之。泻止，可继用异功散、参苓白术散以缓收其功，配合按摩以扶其正。

五苓散：白术 9g，泽泻 9g，猪苓 6g，茯苓 9g，桂枝 3g。

随症加减：里寒重去桂枝加肉桂 2g；热重去桂枝加黄连 2g；热重泻如水再加车前草 9g；湿重去白术加苍术 9g。

小儿脾虚泻，易伤寒、夹食、夹湿，又有肾阳虚致脾阳不振，或因各种失治误治，而伤脾致虚转慢性者，为儿科泄泻所见之最多。或伤阴伤阳，转重转危者，皆以脾虚为病理基础。张景岳《景岳全书·小儿则》曰："小儿吐泻证虚寒者居其八九，实热者十中一二。"宋代钱仲阳所设"七味白术散"一方，其升津益气、醒脾化湿，对脾虚久泻伤津，发热烦渴，实为箭中鹄心之要方，发微理脾之要旨。明代万全《幼科发挥》中说："盖白术散，乃治泻作渴之神方。"又发挥为："……故葛根倍用之，以升胃中之津液……当作大剂煎汤以代汤水饮之……则胃气上升，津液自生，渴泻止矣。"清代陈飞霞《幼幼集成》中指出："七味白术散……此方治小儿阳明本虚，阴阳不和，吐泻而亡津液，烦渴口干……鼓舞胃气，上行津液，又解肌热，治脾胃虚弱泄泻之圣药也。兼治久泻不止，口渴无度，并痢疾口渴，幼科之方独推此为第一，后贤宜留意焉。"

悉识，自钱氏仲阳所设七味白术散一方，历代先贤用验相传千年不衰。万全、陈飞霞诸儿科大家发挥运用，推为儿科第一神方。而于临床所见，今之医者，每遇小儿腹泻，乏于虚实寒热辨证，淡于名方之旨意，殊异于繁方加减，滥用抗生素之类。误治转重者见之，克伐转危者有之。此奢望高效之作，离道愈远，于千年不衰盛验之方旁若无视，而滥于繁杂纷乱之中标新立异。廉价可治标固本，移于高价谓之高科技戕害稚幼。不忍于视，疾呼！

调理脾胃为治疗小儿腹泻基本原则，脾虚泻为最常见功能失调症状。七味白术散能升津益气、醒脾化湿，对症确切，标本兼治，配合太极按摩能速愈康复。

**5. 兼夹变证浅识**　小儿腹泻单纯分型很少，多于兼夹证并见。夹食夹湿最为多见，脾虚泻又易寒、热、湿、食兼夹。寒泻易伤阳，热泻易伤阴，阴阳俱伤易转危重。

（1）兼表证　有表寒、表热之分，表寒宜疏散，表热宜清解，皆须先治。表寒症见发热、清涕、咳嗽等，可加服藿香、苏叶。表热症见发热、有汗、烦渴、小便赤，可加服香薷、葛根、薄荷、淡豆豉。

（2）夹食滞　各型中最为多见，有实积、虚积之分。实积宜消食化积，虚积宜健胃理脾，虽泻而忌用收涩药，可配以按摩治疗。

（3）夹湿　湿有寒热轻重之别，寒重下利清谷如洞泄，热甚则急如喷溅。胃湿重可伴呕吐，脾湿重泻下稀水。胃湿应燥湿，可加服苍术、厚朴。脾湿轻宜化湿、渗湿，可加服猪苓、茯苓、扁豆、薏苡仁；脾湿重宜利湿，可加服车前子、木通、泽泻、滑石。凡泻下水样，皆可用五苓散加减分利之，亦可加用收涩药诃子、石榴皮、乌梅，即使热泻亦可酌用以防伤阴。

（4）夹惊　多啼善惊，面青唇淡，泻下青绿如苔，可加服茯神、朱砂、钩藤。

（5）伤阴　唇红口干，渴欲饮水，皮肤干燥，眼眶凹陷，囟陷。治宜养阴生津，可加服石斛、天花粉、乌梅、麦冬、沙参。

（6）伤阳　多脾肾阳虚并见，偏脾阳虚症见胃脘、腹脐冷痛，可加服附子、肉桂，或以理中丸加减；偏肾阳虚多见五更泻，可加服补骨脂、煨肉豆蔻或以四神丸加减。

慢性腹泻与迁延性腹泻同中有异，同为病程长，但慢性腹泻是脾虚症状突出，迁延性腹泻则为肠功能受到损坏，如长期使用抗生素，易虚积反复发作，虚实兼夹，其治较难，收效较慢。迁延性腹泻应首先停用抗生素等致病因素，用参苓白术散加减配合按摩调理。

**表2　泄泻之简易辨证与施治主方**

| 分型及特点 | 寒泻 | 热泻 | 伤食泻 | 脾虚泻 |
|---|---|---|---|---|
| 肛门颜色 | 色淡不肿 | 肿胀灼热，色红或红紫 | 肿胀而痛，周围淡红 | 微红或不红，不肿有下坠感 |
| 肛门皱褶 | 潮黏 | 变粗肿胀或发硬 | — | — |
| 便下泡沫 | 夹有泡沫，肠鸣腹痛 | 夹有泡沫、黏液 | 夹有泡沫、矢气 | — |
| 便下气味 | 泻利清稀，臭味不重而腥 | 稀薄，如喷溅，色黄而臭 | 夹有奶瓣及食物残渣，气味酸臭 | 稀薄，有食物残渣、乳片 |
| 施治主方 | 藿香正气散加减 | 葛根芩连汤加减 | 伤乳：平胃散加减；伤食：保和丸加减 | 七味白术散加减 |

**病例1**　一9个月小女孩，因患腹泻反复半年不愈来诊。诊见患儿精神状态尚好，泻下夹有奶瓣，日五六次，肛门周围淡红，诊为伤乳泻。单独按摩3天而愈。4天后又来诊，说在医院化验又有脂肪球，腹泻见有奶瓣。诊见患儿精神状态尚好，没有典型的脾虚症状。见其母肥胖壮实，查看乳质浓稠，询问饮食结构，告知为让小儿营养充足，每天吃大肉（肥腻）、排骨、鱼块、鸡蛋等高脂肪、高蛋白食品。遂告其因乳质营养成分浓度过高，致小儿反复腹泻。嘱其一定要改变饮食结构，宜清淡素食，按摩治愈后又巩固几次，后随访再未复发。

**病例 2** 一6个月小儿，来诉生后一直腹泻不愈。诊见患儿体质虚胖，精神欠佳，泻下稀薄，夹有细碎乳片。肛门不红不肿，舌淡，苔薄白，指纹淡红，查其母乳汁量大而稀淡。因母乳质量低下，无法满足小儿营养需要，久则脾虚，成为习惯性腹泻。嘱其母多食蛋类、鱼肉、鸡肉等（不宜食大肉）富有营养食品，小儿增加蛋黄、白面汤，并服用炒山药粉每天2g，逐渐增加饮食，间断按摩调理。也可添加奶粉喂养，根据小儿喜恶等条件，灵活选用喂养方法。

**病例 3** 一1岁半小儿，泻下稀薄多水，有臭味、食物残渣，日泻9次，腹胀，眉蹙烦躁，啼哭知腹痛，肛门周围淡红，舌淡红，苔白，指纹呈八字形、青紫而沉，诊为伤食泻。单独按摩施治半小时，于施治中连续矢气，腹胀缓解，腹痛止，进入睡眠境地。嘱其家长注意大便次数和颜色的变化，未再来诊。1个多月后，其父又带该小儿来治厌食，说上次按摩了1次，第2天大便开始转黄，次数减少，后好转而愈。

**病例 4** 一1岁半男孩，患腹泻打针输液治疗1个多月，其中住院治疗十几天，反复不愈，至上吐下泻，烦躁哭闹不宁，求去家中诊治。诊见：患儿体质壮实，腹胀、腹痛、哭闹，吐泻后稍安，粪便酸臭气味大，夹有食物残渣和泡沫，肛门红肿，周围淡红，时有矢气，诊为伤食泻。此属治而未阻断伤食病因，家人为增加小儿营养，病机稍有回转，频予精食饱餐，致复伤难愈。治以太极按摩配合保和丸加减1剂，腹胀消，吐泻渐止，又单独按摩每天1次，2天后大便转黄，泻止痊愈，下地玩耍。

按：以上4例属乳食所伤泄泻，其中乳质的因素及伤食致病之因，必须清楚地告诉乳母和患儿家属，使之配合，才能彻底治愈而不复发。至于症状的变化，辨证施治，也都要灵活变通不可拘泥。

**病例 5** 一8个月小儿，发热轻，流清涕，眉蹙烦哭，手足凉，泻下清稀如败卵，肠鸣腹痛，夹有泡沫，肛门淡红，皱褶潮黏，诊为寒泻。此为外感风寒所伤而致，治用藿香正气散加减配合按摩，第2

天外感症状好转，又单独按摩每天1次，2天后大便变黄转稠而愈。

**病例6** 患儿马某，男，5个月，来诊见精神躁扰，眉蹙，啼哭不已，水样泻，痰声辘辘已两日多。肛门不红不肿无潮黏，指纹青暗。但患儿体格壮实，肌肉丰满，为腹部受寒直接伤于脾胃。脾气受阻则腹胀腹痛而啼哭，脾阳失运下注大肠则泻而多水，散上之精归之不清而痰声辘辘。施太极按摩，但患儿哭闹烦躁不予配合，立即改用针刺四缝、足三里、天枢，待腹痛缓解再予按摩。20分钟后腹内咕咕作响，啼哭顿停，又继续按摩20分钟，晚上即能安睡。第2天来时腹泻已止，按摩中嬉笑玩耍，嘱其注意保暖防寒，再未复发。

**病例7** 王某小女，1岁多，患腹泻已数日不愈来诊。诊见患儿面黄形瘦，精神不振，泻下稀黄如水，日八九次，夹有黏液泡沫，舌红，苔薄黄，肛门色红，皱褶变粗。证属热泻，以五苓散加减主之，1剂水泻大减，但仍未转黄且次数多；二诊见热已去，再变法加减1剂，配合按摩泻止；继续按摩调理2天，共治4天而愈。

处方1：白术9g，泽泻9g，猪苓6g，茯苓9g，黄连2g，车前草10g。

处方2：党参6g，白术6g，茯苓9g，泽泻6g，猪苓4g，诃子3g，石榴皮5g，甘草3g。

**病例8** 一1岁3个月小儿，患腹泻住某医院，输液治疗7天不愈来诊。来时症见面白神疲，泻下无度，水多粪少，时哭时睡。治用补气涩肠固本和分利水湿各设一方，交替频饮，并留治观察。当晚亲自煎药喂饲，随机配合按摩，天快亮时患儿即能安睡，第2天中午泻止，下午回家。

处方1：黄芪10g，党参6g，白术5g，茯苓6g，柴胡2g，陈皮2g，诃子5g，罂粟壳3g，甘草1g。

处方2：白术6g，泽泻6g，猪苓3g，茯苓6g，肉桂2g。

按：寒泻伤于外感风寒者，则兼有外感症状，先散表寒，除湿邪去而安；腹部受寒或恣食冷饮冷食，直接伤于脾胃者，肛门颜色、皱褶无变化，治宜温中散寒，按摩作用较好。热泻和常见滥用抗生素而致滑脱者，必扶正涩肠，勿使伤阳过甚转危。凡见泻下水多者，皆可用五苓散加减以分利。表寒用桂枝，兼能发表；里寒用肉桂，兼能回阳。伤于热去桂枝加黄连，水泻如注如喷可加滑石、车前草。因诸子皆降，故车前子改用车前草以防伤阴。按摩应随机应变，见滞、见虚应变配合并做善后调理。

**病例9** 患儿张某，1岁3个月，初诊母诉，已输液，服利君沙7天多，腹泻未止。诊见：患儿面色萎黄，神疲倦怠，食后即泻，泻下清稀，夹有奶瓣、黏液。口唇淡白，舌淡，苔薄，指纹淡青暗陷，一派脾虚证候。治用参苓白术散加减2剂，配合按摩，治疗2天即泻止大便转黄，继续按摩2次巩固，再未复发。

**病例10** 患儿李某，2岁，腹泻不愈来诊。诊见面白无华，山根青筋暴露，盗汗，厌食。泻下清稀色淡，夹有食物残渣，时溏时干，反复发作。此为素有疳积的易感儿。治用七味白术散加减配合按摩2天泻止。又间断按摩巩固，前后20天共施治6次，患儿面部肌肉渐丰，气色红润，盗汗止，山根青色转淡。其母反映：整天闹着要吃，玩耍有精神，欢蹦乱跳。

处方：党参6g，白术6g，茯苓9g，炒山药15g，藿香6g，广木香3g，葛根9g，谷芽10g，泽泻6g，诃子3g，石榴皮3g，甘草3g。

**病例11** 患儿关某，1岁，腹泻3天，泻下如注，日十余次，粪便色淡黄，有碎奶片。面白形寒，手足凉，舌淡，苔薄白，指纹淡红暗陷。治用理中汤加减1剂配合按摩，腹泻次数减少变稠，手足转温，又单独按摩3天，大便色黄转稠正常，精神好转。

**病例12** 李某两小儿7个月（双胞胎），患腹泻十数日不愈来诊。症见：眼眶深陷，皮肤干燥弹性小，脱水明显，治用七味白术散加减，配合按摩2次泻止，继续按摩调理后康复。

**病例13** 一7个月小儿，患腹泻月余不愈来诊。诊见：患儿面色惨白，额汗如珠，神气疲惫，目无精光，舌淡苔少，泻下无度，量

139

少色白有黏液，指纹淡青暗陷直透三关。此伤阴伤阳、阴阳俱虚之危证。治用升气固脱之法加外用药贴脐，配合按摩。

处方：黄芪6g，党参6g，白术6g，茯苓6g，肉桂2g，柴胡2g，诃子5g，罂粟壳3g，陈皮2g，炙甘草2g。

外用药：罂粟壳5g，煎煮熬汁用纱布渗部分浓汁液，日分几次外敷脐部。

第2天家长来说患儿昏迷，查见额汗止，腹泻亦止，用手捻患儿手指尚能见醒，知是沉睡。但家长不愿配合治疗，无奈我告知院长，院长组织几个专家会诊，听心脏等都正常无转危现象。就再三解释，是元气一时不能恢复，此乃沉睡养元气向愈之兆，不是昏迷。遂留在门诊按摩，每次40分钟至1小时，间隔按摩3次。第1次患儿见醒又睡，第2次醒后会吃奶，第3次醒后识逗会笑。

**病例14** 一小女，1岁4个月，患腹泻2月余，反复不愈来诊。诊见患儿面白，唇淡，舌淡，苔薄白，肛门不红不肿，指纹淡红一线。其母诉：上吐下泻，食入即吐，精神不振。初用白术散1剂，配合按摩而效果乏力。再细诊，手足发凉，虽上吐下泻而口不渴，便无臭味，夹有杂渣，完谷不化，乃脾阳、肾阳两虚之候，改用附子理中汤合四神丸加减1剂，嘱频服2天，配合按摩而愈。再继续间断按摩，患儿食欲增加，体质渐好而康复。

处方：附子4g，党参9g，白术9g，补骨脂9g，吴茱萸9g，肉豆蔻9g，五味子6g，干姜3g，诃子6g，石榴皮6g，大枣6枚。

按：以上几例，或脾胃本虚，或失治误治，或伤阴伤阳，无论新久，但见口渴，宜治以七味白术散加减配合按摩。虚甚久泻滑脱，必大补元气，佐以固涩。总之，太极按摩于施治本证之中作用很大。随其症变，灵活用方，或内外兼施，配合按摩，其效更速。泻止后按摩调理，彻底康复。

### 七、伤食、食积、厌食、疳积

伤食：小儿饱食或恣食寒凉、肥腻，伤其脾胃。在上饱满多吐，在下腹胀腹痛多泻，阻逆不去，则发热、多痰、生风。

食积：伤食滞而不去，停聚不化，气滞不行。症见：食而不化，化热生痰，大便不调等。

厌食：食积滞留难消，积久或寒凉损其脾胃，功能失调，无力消运，以食欲低下为主要表现。

疳积：积滞厌食已久，脾胃功能受损，损及五脏，导致功能俱下，全身虚弱。症见：形体消瘦，精神萎靡不振，心烦易躁，发枯成穗或发黄稀细，皮肤失润，肚大青筋，或腹凹如舟，大便或泻或干燥、秘结。

如上斯证，皆为小儿脾胃功能失调，渐进传变的几个病理过程，临证常见。尤以6岁以下小儿多见，一年四季都可发生。大多数小儿在养育过程中，都会发生这些轻重不同的病变过程。而厌食一证，是介于食积、疳积中间的一个病理过程，是脾胃功能失调，由轻转重的转枢，是治疗调理的关键。

#### （一）病因病机

小儿脾常不足，胃纳有限，乳无定时，食无节制，常饮食自倍。或肥腻煎炸、冷食冷饮都易致伤，乃为伤食。伤而积久，功能失调，化热、化湿、阻滞失运成为食积。积滞延久，消运困乏，乃见厌食。长期厌食，营养不良，出现肌瘦、体弱，或累及他脏而成疳积。伐津耗液，恶性循环，气血俱虚，整体功能低下，百病蜂起，调治亦难。自古儿科疾患皆着重于调理脾胃。凡百病皆源于脾胃，治百病则不离调理脾胃。《内经》曰："脾胃为后天之本，气血生化之源。"脾胃失调，气血乏源，正气不复，何能治本。

**1.伤食** 小儿素体有虚实之分，伤食有暴食饱满、肥腻煎炸、冷食冷饮之别。有瘀阻不通，有滞而难化，其在上、在下各有不同。暴食饱满，常见胸腹满闷、嗳气、呕吐；肥腻煎炸，易化火生热，湿郁生痰；冷食冷饮，易致腹胀、腹痛、泄泻，或犯上呃逆，累肺而致咳嗽等。气机不通，结于胃脘，可发为抽搐，来势凶猛。胃之热乡火炽，热势高扬，夜间尤甚。

**2. 食积**　伤食停宿则为积，气滞不行，胃失于消，脾失于运，多为实证或虚中夹实，虚证少见。不思饮食，食而难化，传导失运，大便不调，嗳腐吞酸，泻下酸臭或大便多见干粪头为常见症状。

小儿脾常不足，或素体脾胃虚弱，是小儿容易积滞的内在因素。饱食无度无节，所食之物肥腻、煎炸、寒凉、偏食，是其外在的因素。尤其一岁左右断乳期间，小儿每见适口之食物，恣食无度。而此阶段小儿因断乳改变了饮食结构，胃肠多不适从，伤食最易成积。其积易化热而见烦满或嗳腐吞酸，脾运水谷难以分化，清升浊降失运，散上之精归之不清，生痰贮肺，故常见喉有痰。延则伤其肝胆，肝胆失疏，脾胃升降更加瘀阻，化热移于大肠，便下酸臭或粪干或秘结。

**3. 厌食**　食欲低下或厌拒，初多由于食积饱满，食而不下不欲乳食，久则因脾胃功能失调无力消运，见食无欲。一般病程较长，全身精神状态不明显。久则面色少华，形体消瘦，逐渐传变为疳积。其病理过程是一个似积非积、似疳非疳，由食积传变为疳积的一个过渡阶段。

厌食的病因虽与食积有直接的关系，但造成厌食的原因较食积更为复杂，病机更为多变。除了脏腑娇嫩、易虚易实这一内在的病理基础，以及喂养不当、饮食失调这些外因，又有因病后湿热留滞，或胃阴不足，使脾胃无力消运；或药物攻伐太过，滥用抗生素等药物损其肠胃，无力运化而致厌食。素禀先天不足，肾阳虚衰无力温煦于脾，脾无力于运，故生后就食欲低下。另外，因饮食不洁染而生虫，形成虫积损其肠胃常见厌食。而随着社会经济的发展，人民生活水平的提高，卫生观念的重视，虫积临床已较少见，但也应重视。

**4. 疳积**　小儿为纯阳之体，生机旺盛，所需营养精微尤为迫切。

而元阳稚弱，脾胃不足，稍不适从易成积滞，积久传伤他脏，诸疳成也。尤其在婴幼儿断乳之时，时恋乳香，忌受于食，常忍饥啼哭，失于调养，脾气暗耗，疲惫乏运，加之食物结构改变不易适从，更易伤而失运成积成疳。或因吐泻之后伤气耗津，运化失司；或因药物克伐，尤其滥用抗生素损伤肠胃，无力运化；或因虫积日甚，脾气渐衰，营养失衡，皆能传损他脏而成疳。也有因先天不足，胎元虚衰，脾胃无力运化而成疳疾。

先师对于伤食积滞传变为疳积的病理过程，用一简明扼要的歌诀做以概括："伤食积滞肠胃中，一年半载搞不清，额皮皱像老人样，面黄肌瘦挖鼻孔。"

（二）辨证论治

小儿由伤食积滞传变为疳积的整个病理过程，虽病因种种，病变复杂，或见有五疳之证，但总不离脾胃失调、功能渐衰之病机。初感伤食，食积多为实证；久则厌食、疳积，常为虚实夹杂，或脾肾阳虚之虚证。此积为实，疳为虚，实虚并见，可见于积与疳的传变。脾喜刚燥宜升则健，胃喜柔润宜降则和。调理脾胃之虚实寒热，宜燥宜润皆在于升降和谐有序。实证宜消忌补，虚证重在运脾，虚实夹杂补消咸宜，慎防过补壅滞，克伐伤气。脾肾阳虚，升阳助运当查虚中有实，补虚不忘消积，以上为这一病理过程的基本治疗原则。

另外，因脾气虚，无力以运化精微上归于肺，致肺气亦虚。肺主百脉、主治节之能亦衰，营卫脏腑不得于滋，升降气机难循常道。首治于气，则通调畅达，又助脾达运。民间常见"割鱼际"治疳之法即循此理。

合理调养、饮食宜忌最为重要，历代儿科大家都有相关论述，如"小儿若要安，常着三分饥与寒"，此饥非受饿，寒非受冻。所谓"三分饥"，是勿食过饱，而保持旺盛的食欲态势；所谓"三分寒"，是勿厚衣褥裤，以保持适应大自然气候变化的能力，应变适从，身体自然健康成长。

今之父母，尤其是独生子女，对小儿过于溺爱，唯恐营养不足，各种肉类、蛋类、奶类蜂拥而至。此非爱之，实为害之。由此而食伤积滞致疳者甚多，何况既病调养尤难。古人云："病人不忌口，良医亦棘手。"每见于此常做比喻奉告：小儿生长若庄禾之苗，缺乏水肥发育不良，而水肥过盛，又能致苗枯萎，此促苗助长之法，无异于拔苗助长之害。

总之，小儿伤于乳食而积滞成疳，这一病变复杂的病证，历代先贤皆曾潜心研究治疗之法，然施治尚难。故将疳积一证列为儿科四大难证之一。西医之一、二、三度营养不良与此证雷同，亦无调治之良法。太极按摩术培补元气、鼓舞中气，促进脾胃之气升降枢机和谐有序，并使脏腑受到直接的按摩作用，增强其蠕动能力。虚实寒热所用咸宜，治有若桴鼓之效。对治各种病证，大都能单独治愈或配合药物等亦可速愈。

**1. 伤食、食积**　伤于乳食，新感症轻，积滞不去则证情多变或转重。大都属实证，治以消食化积之法。

症状：面黄，烦躁易哭，乳时咬奶头，干呕，不欲食，或胸腹胀满，呕吐，眉蹙，腹痛。间断咳嗽，喉有痰声，沉睡，小便短黄或浊，大便溏稀或见干粪头。舌尖红，苔腻，指纹紫滞，脉滑实大，手心热。

施治：单独按摩可治愈，配合药物可速愈。

伤乳积：消乳丸主之。（方略）

伤食积：保和丸主之。（方略）

**2. 厌食**

（1）积滞失运　初见厌食多由脾胃积滞而来，症状相近，可参阅积滞治疗。

（2）胃阴不足　厌食，喜冷饮、多饮，皮肤干燥，大便干秘。舌红少苔或见剥苔，指纹红细，脉细数。

方1：养胃增液汤（验方）：石斛9g，玉竹9g，北沙参9g，乌梅

6g，生山药 15g，白芍 9g，荷叶 9g，芦根 15g，甘草 3g。

方 2：舌见剥苔，用参苓白术散合沙参麦冬汤加减，多汗加龙骨、牡蛎、五味子。贫血加当归、白芍。厌食加陈皮、谷麦芽、鸡内金。

（3）脾胃气虚　面色萎黄或㿠白，体弱困乏无力，便中夹有食物残渣，易出汗，消瘦。舌淡，苔薄白，指纹淡红而细，脉虚无力。

方 1：香砂六君子汤加减。（方略）

方 2：参苓白术散加减。（方略）

（4）血瘀厌食　面色青黄，头发焦枯直立，舌尖有瘀点，指甲前稍可见瘀血细丝。

方：厌食祛瘀汤加减（经验方）：赤芍 6g，桃仁 6g，连翘 6g，川芎 3g，红花 3g，生大黄 2g，山楂 8g（3～6岁量）。大便不干，生大黄改为酒制大黄 1g，加葛根 6g。舌见剥苔、唇干加石斛、天花粉。

厌食一证，单独按摩即有很好的疗效，配合方药可促进疗效，临床可灵活运用。

**3. 疳积**

（1）初期　多由食积而来，脾胃受损，实中有虚。症见：面黄发稀，形体消瘦，精神不佳，或多食善饥，便溏或干秘。舌淡，苔薄白或微黄，指纹青紫，脉缓。

方：万氏肥儿丸主之。（方略）

（2）中期　疳积渐久致脾胃气虚，症见：面黄无华，精神萎靡，头发作穗或干而竖直，睡觉口眼闭不严，大便溏泄，气弱，哭声绵绵，腹凹如舟，肢冷不温。舌质淡红，苔白腻，指纹淡红，脉濡细弱无力。

方：参苓白术散主之。（方略）

（3）后期　疳积失于调治，或素禀脾肾阳虚等，症见：面色㿠白，唇干口渴，皮肤干燥，发育不良，头大颈细，肌肉瘦削，睡则张

145

口露睛，腹凹如舟，神疲困倦，哭声低微，目无精光，头发黄细而枯，纳呆食少，便下稀溏或干秘。指纹淡红一线，脉沉弱无力。

方：八珍汤主之。（方略）

先师常用升陷汤加减制成散剂，树以理气之桢楹，配合按摩。此因疳疾至极，脾失运无力滋养于肺，则大气下陷。治疳先治脾，治脾先调气，但凡肺气调和，脾气自可健运，诸疳自愈。

升陷汤：生黄芪 16g，生党参 10g，山茱萸 12g，桔梗 4g，柴胡 4g，升麻 2g，知母 8g，甘草 2g。共制为散剂。1～5 岁小儿，每用 0.2～1g，每日 2 次。

民间流传的割鱼际治疗小儿疳积的方法，亦是遵循治脾先调气这一原理。另外，还有刺四缝等简易外治疗法。

割治鱼际：于小儿左右手鱼际穴处，用消毒刀割开麦粒大一小口，挤出黄色脂肪样物（俗称螳螂子）。鱼际穴为手太阴肺经之荥穴，五行所溜为荥，意若泉水刚出之微流。割治鱼际刺激肺经经气，使气机奔流畅旺，循经传导；使肺气充沛，治节有权，肝气得以条达，脾气得以健运；脾气又散精于肺，渐传渐旺，疳积愈矣。

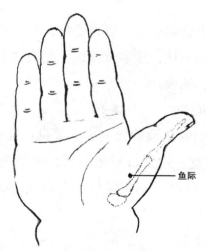

图 23　鱼际穴示意图

刺四缝：两手除拇指外，于其余四指掌面侧，从掌面起第一与第二指节间横纹处，用三棱针或毫针刺出黄白黏稠汁液。

四缝穴为经外奇穴，出于明代杨继洲《针灸大成》，以及《小儿推拿广意》《奇病良方》也都有记载。经外奇穴虽不属于十四经腧穴，而四缝穴又见所过之经络，"手太阴肺经……其支者，直出次指内廉"；"手少阴心经……循小指之内，出其端"；"手厥阴心包经……循中指出其端，其支者，别出掌中，循小指次指（无名指），出其端"。而手三阴经脉又与手三阳经脉相互联系，互为表里。因而前哲认为，四缝穴与三焦、肾命、大小肠有内在联系，故能调节三焦、扶元、理肠。《奇效良方》载："治小儿猢狲痨症。"主要用治小儿消化不良引起的消瘦、纳呆、腹泻、腹胀之疳积、虫痛，刺之挤出黄色黏稠液体，有消积驱蛔之力。（猢狲痨证：即"猢狲疳"，又称"猴疳"，是初生小儿臀部周围的皮肤溃烂脱落，中间露出红色一片，有如猢狲的臀部，可逐渐蔓延全身故名，是因胎中感受热毒所致）

临证经验：凡小儿疳积见有烦躁者，刺之最应。握患儿手往后稍弯，四缝穴部位则见有鼓胀，刺之定有积液，避开血管刺之（三棱针或毫针），立出水珠样黏液，疳积轻或刺治几次后见夹有血液。间日或几日刺一次，以见黏液尽为度。此穴也常作为治疗肺闭的配穴使用，有调整全身功能的作用。

临床体会，以刺出有无黏液或多少，或刺后黏液渐少至尽的变化，也可作为诊断上的轻重和向愈的认证依据。

**病例1**　张某，女，2岁，患感冒烧退后，中午吃了一顿面条，晚上又高烧至40℃，舌苔厚腻而黑，我于诊治时，其父刚从县财政局赶回，说赶快去县医院住院。我说你们准备去县城住院的东西，我一边按摩。其父笑说你这按摩还能顶事，不几分钟患儿紧张状态缓解，其父又笑说那你就再按摩一会。1小时后患儿烧退安睡，第2天泻下大量酸臭粪便1次，地道一通火气自平，再未发烧。

**病例2**　苏某之子，男，9个月，突然高烧抽搐求治。急于十宣穴针刺放血，配以少商、合谷、曲池、大椎等穴，使患儿汗出而症缓，少时又复烧抽搐。因病势危急，疑为伤食抽搐，询问伤食病因，家人说没有吃任何东西。摸患儿胃脘部位有小枣大一结块，遂以太极按摩术施治，约15分钟后腹内咕咕雷鸣，而后烧退抽止。嘱其家人注意观察泻下粪便夹有何物。第2天细询，家人说大便夹有果渣。原来大人吃嚼的果渣吐在地上，小儿便捡拾吃下，而结于胃脘致伤食。

**病例3** 王某，女，1岁半，因发烧来诊。症见发烧，哭闹烦躁，胸腹饱满，喉有痰声，舌红，苔薄黄，指纹紫滞，手心热。诊为伤食发热，按摩1次后烧退。第2天来时仍然烦躁啼哭，细询伤食病因，家人诉发烧前给了患儿两个山楂，却未见其吐核。共按摩4次后，见泻下物中夹有数个山楂核，后患儿转安，一切症状消失。

**病例4** 张某之外孙女，2岁半，昏睡一天多，喉间痰鸣，对抱起或放下浑然不觉，强刺激稍醒又睡。问知吃了不易消化的食物后，次日见此症状。急到县医院行化验、透视、拍片、心脑电图多种检查，未查明原因。后因要做腰椎穿刺检查，家人不忍，回家在本村卫生所输液、打针。总共花掉470余元，晚上又筹借500元准备去地区医院治疗，恐经费难支，求余救治。诊为急惊风。此积滞内阻，气机不畅，肝失疏泄，脾胃不和，郁而生热生痰，故喉间痰鸣，积滞痰热上壅，蒙闭心窍，故见昏睡。施以太极按摩术2小时，渐见清醒，第2天又施术2次，患儿神清玩耍，痰症渐消。

**病例5** 王某，男，2岁。患儿每天12点后高烧抽搐，经治3天无效来诊。问知烧前吃了麻花（油食）。诊为伤食抽搐，遂以单独按摩施治，于施术过程中，患儿迅速进入睡眠境地。晚上又按摩1次，每次1小时，次日玩耍如常。

**病例6** 马某，女，3岁。患儿由家人携手而来，面黄眉蹙，指纹可见青紫，体温38.7℃，手心热。家人述在县医院先以感冒治之无效，后又拍片，以肺炎输液治疗4天，烧仍不退。因未见气急、鼻扇、咳嗽、痰喘之肺炎主症，遂否定肺炎诊断。问知发烧前吃了两个煮鸡蛋，后见流清涕而发烧。现虽外感症状消失，而烧不止，大便未下，厌食，诊为伤食发烧。遂予太极按摩，药用保和丸加减：山楂15g，神曲9g，鸡内金9g，炒莱菔子9g，枳实6g，茯苓9g，陈皮6g，半夏6g，连翘12g，黄芩9g，黄连2g，佛手9g，大黄6g。1剂，嘱其在晚上12点前频饮服完。服药后烧退，天明后大便通。第2天下午复诊，家人诉昨晚10点烧退，天明后大便通，量大而臭，现已索食，玩耍如常，又按摩调理1次痊愈。

**病例7** 刘某，男，1岁2个月，2001年1月5日求诊。

一诊：反复发烧，体温38.9℃，烦躁，厌食，指纹青紫过气关，舌尖红、苔厚腻，时有呕吐及瘈疭现象，大便不畅，腹软不胀，问知已高烧9天。2000年12月25日、26日每天吃了两个荷包鸡蛋（鸡蛋打盛碗内不搅煮熟而吃），26日晚上出现高烧，体温39.8℃，时有瘈疭。乡镇医院以肺炎治疗，打针消炎，烧退复烧至38℃，缠绵不愈。29日去县医院查血象，白细胞11.4×10⁹/L，检查后仍以肺炎论治。输液至2001年1月3日，烧退复烧，再查血象，白细胞11.8×10⁹/L，体温一直在38℃以上。详询病情，知患儿在2001年元旦前一日吃了半个煮鸡蛋，元旦当天吃了半根麻花，元旦后一日吃了3个肉馅小笼包，后出现不欲进食，高烧不退，呕吐，时有昏迷、瘈疭现象，舌苔厚腻，诊为食积。此食积在胃脘，阻滞中焦，积滞痰热上壅，蒙闭心窍，故见昏睡、瘈疭。予以每次按摩1小时，每日2次。配服保和丸加减：山楂15g，神曲6g，陈皮3g，半夏6g，茯苓6g，连翘10g，黄芩6g，黄连2g，枳实6g，炒莱菔子9g，佛手6g，大黄6g。嘱其一天半内频饮服完。当晚已喝下一半，次日凌晨3点，体温不仅未降，反升至39℃，再详查病情，恐为药力不足，令其当晚将药服完，天亮后烧退清醒。

二诊：1月5日3点，患儿又烧至39℃，虽已泻下3次，但量小无臭味，遵一诊方去黄芩、黄连两味，频服一剂。6日晚泻下大量粪便，味酸臭，后烧退，舌苔渐退，指纹从气关退回。

三诊：因此病拖延十数日，西医输液给消炎药，加之黄芩、黄连苦寒药损伤脾胃，虽烧退却出现咳嗽有痰，遂予异功散加减一剂以施治，每天配合按摩调理，并服启迷丹 1g，后康复如初。

**病例 8** 患儿张某，男，4岁，症见厌食，腹胀，烦躁不宁，睡不好觉，喉有痰声，大便干。证属食积型厌食，按摩 1 次配合刺四横纹，服启迷丹 1g，始见有食欲。按摩配合服用启迷丹 2 次后，腹胀消，食欲明显好转。后因饱食一顿烤红薯，复见腹胀、烦躁等症，继续按摩 2 次而愈，嘱其注意饮食调养。

按：小儿伤食一证，《内经》曰："饮食自倍，肠胃乃伤。"无论新久轻重，所见发烧、抽搐等症状，必导积滞而下，方可治愈。前人总结"地道一通，火气自平""滞不去则抽不止"，这些宝贵经验应当重视。或单独按摩，或配合药物，都要随机应变。凡见有伤食、食积引起的一切病变，皆可以保和丸加减治疗。另外，必须诊断准确，明确病因，并嘱病家配合治疗，方能彻底治愈而不复发。

**病例 9** 石某，女，4岁，因发烧不退来诊。诊见：素体虚弱，有疳积症状，查体温 38.3℃，时有咳嗽、腹痛，无外感症状。问知发烧前吃了烧烤食物及香蕉等水果，当晚发烧，次日有过一次呕吐。诊为寒热郁结引起的发烧，按摩治疗中烧渐退，药用保和丸加减。方：焦山楂 15g，炒神曲 10g，鸡内金 9g，茯苓 10g，连翘 9g，枳实 12g，炒莱菔子 15g，广木香 6g，陈皮 4g，炒谷、麦芽各 9g（黄芩 9g、黄连 2g，另煎备用）。嘱先将除黄芩、黄连两味外其他药煎服 2/3，晚上 12 点前后如果不烧，将剩余的 1/3 第 2 天服完；如果发烧，将备用的黄芩、黄连汤液加入剩余药液中，每服 1/2，观察大便情况，若排下大量酸臭味粪便，或便色黑，停药。

二诊来见：患儿虽烧已退，然频频呛咳，呕吐白沫、痰状物不止。问知家人把全部药物煎煮喝完，未遵医嘱，服寒性药过甚，造成脾胃受寒而出现上述症状。急用师传止咳嗽散 1g 许，少时患儿吐止咳宁，又少时神态转常而笑。

按：凡见小儿因寒热郁结而引起的发烧，或经输液等烧暂退时，黄芩、黄连等药只作备用，待有郁结化火烧不退时再用，不能操之过急。

保和丸加减方论：保和丸源出有三，《丹溪心法》《医级宝鉴》《古今医鉴》均见保和丸同名方药，此以《丹溪心法》保和丸为基础方加减论之。

保和丸虽以消导为主，但药性平和，是消食导滞之轻剂。正如张秉成曰："此方虽纯属消导，毕竟是平和之剂，故特谓之保和耳。"原方为丸剂，亦可以做汤服。山楂、神曲、莱菔子，可消一切饮食积滞为君药，半夏、陈皮、茯苓健脾和胃化湿为臣药，佐以连翘清热散结，共奏消食导滞和胃之功。加鸡内金运脾化积消面食。食积重而发烧者，加黄芩、黄连、枳实折火之本，助泻下之力。加大黄以荡涤陈垢。唯恐伤其胃气，加佛手启胃开食，以行脾胃之气为使。

**病例 10** 患儿杨某，3 岁，因长期厌食来诊治。诊见全身精神状态尚好，但见有挖鼻孔现象，大便干粪头，手心热。予每天按摩 1 次，治疗 3 次后食欲旺盛，家人在电话中喜报一顿吃了 5 个饺子。但因此而复伤，遂来按摩 2 次后康复。嘱其注意调养，再未反复。施治中配合刺四横纹至黏液尽，并配服启迷丹。

**病例 11** 王某之孙女，4 岁，长期厌食，体弱多病，每天早上咳有顽痰。某医院断续调治半年无效，花费五千余元，遂来求治。因不愿服药，单独按摩 5 次后，咳痰明显减轻，按摩 14 次后食欲旺盛，康复入学。后一年中随访几次未复发，家人高兴地说连感冒都未犯过。

**病例 12** 张某，男，4 岁，症见：面色㿠白，山根及太阳穴处青筋暴露，厌食，消瘦，全身精神状况不佳，大便溏泄夹有白色黏液或未消化食物，晚上睡不安稳，睛露不合。舌质淡红，苔薄白，脉沉细。曾在西安等地治疗无效，遂来求治。诊为疳积。证因食寒凉之物过甚伤及脾胃，久而大气下陷形成疳积。予以每天按摩 1 次，每次半小时，配服升陷汤散剂，每日 1.5g，分 2 次服完。3 日后各种症状开始好转，精神见佳，有食欲感。半个月后面色渐红润，共按摩17次而康复。

**病例13** 付某之外孙，3岁半，因经常感冒反复不愈来诊。症见：面白无华，山根青色，消瘦，鸡胸，发枯黄细成穗，长期厌食。家人诉：患儿易患感冒、肺炎、高烧、咳嗽、扁桃体炎等，至今医药费已花去两万余元，不能上幼儿园，属典型的易感儿。按摩10次后，患儿食欲增强，体质渐好转。后无论大小病都来求治于按摩（间或配合中药调治），半年后身高、体重均明显增长，体格健壮，头发也由黄细转黑而浓密，正常入学。

**病例14** 麻某之孙女，6岁，因长期厌食，身瘦体弱，不能正常入学。曾求治于几家医院皆无良效，最后一专家劝告说，让孩子发育一段看变化。后来求治于余，因超过5岁恐效果不佳，每次延长按摩时间。按摩5次后腹痛缓解，十余次后食欲明显好转，15次后面部出现红润气色。后又间断调理配服中药，身体渐壮，正常入学，"五一"劳动节还参加接力赛跑。

**病例15** 薄某之孙，男，1岁3个月，面黄体瘦，厌食，经常感冒、腹泻。经过一段按摩调理后，食欲旺盛，体质明显好转，第2年春天询问其生长情况时说，发育很正常，至今都未感冒过。

**病例16** 苏某之女，2岁，1970年农历正月初七上午接诊。

基本病情：大年三十晚上吃了些肉，初一吃了两个煮鸡蛋，当天夜里高烧昏睡，经打针输液未效，继有鼻扇，点头状呼吸。西医治疗7天后，虽烧退而睛露不合，直视无神。诸医皆离去，家人用棉花毛放鼻下试验呼吸强度，危在顷刻之间，全家人放声大哭。

诊为慢风垂危。急用太极按摩术鼓动呼吸翕辟之机，2小时后，眼球始动有了神气，呼吸转归有了声息，于日暮时泻下膏样黑色粪便，次日索食。将患儿好食之物置于其面前，以鼓动脾胃之气，再给以流质食物，于第5天患儿慢慢站起试步。期间，守此患儿治疗调理3天3夜，单独按摩，共治5天而愈。

**病例 17**　苏某，男，8 个月，症见：面黄体瘦，神气怯弱，惊惕不安，时瘈疭，睡则露睛，额汗如珠不止。不能沉睡，一经刺激多不可支，不欲乳食。此为先天不足，脾胃气弱乏运，纳乳不香，久之失养。脾胃不和则见睡则露睛。阴虚不能潜阳，浮阳外现故汗出。阴阳俱虚，精亏神无所附，故见惊惕不安、瘈疭。先天不足失养而致成疳。

予以太极按摩术单独施治，每日 1 次，1 日后睡眠好转，3 日后汗出稍减，5 日后神怯渐安，十余日后，阴平阳秘，生机正常。

按：以上例见，凡小儿厌食初起或渐至成疳所见各种症状，太极按摩既能扶元壮气，又能直接调理脾胃，使其消运健旺，升降有序，故由疳积引发的一切症状能一鼓荡平；或配合药物，刺四缝疗法其效更速。只要抓住主要症状，如厌食、体瘦神疲、揉目挖鼻、山根青色、手心热等，无需繁琐地辨证，而且治愈后能彻底康复，改变体质，使生长发育归于正常。

山根青色：《内经》曰："胃足阳明之脉，起于鼻，交频中，旁约太阳之脉，下循鼻外……"《厘正按摩要术》曰："山根为足阳明胃之脉络，小儿乳食过度，胃气抑郁，则青黑之纹横截于山根，主生灾。"《幼幼集成》曰："山根青黑，每多灾异。山根，足阳明胃脉所起，大凡小儿脾胃无伤，则山根之脉不现。倘乳食过度，胃气抑郁，则青黑之纹横截山根之位，必延绵啾唧，故曰灾异。"

临床所见，凡患儿山根见青黑者，除历代诸贤所论述之外，多在一岁以内出现过吐、泻症状而损伤胃气，亦有母孕之期，喜食寒凉生冷瓜果之类，使胎气受寒而遗患。

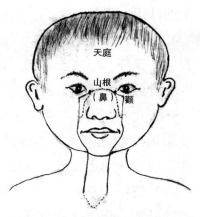

**图 24　足阳明胃经示意图**

### 八、自汗、盗汗

小儿稚阴稚阳，皮薄肉嫩，腠理不密，本易出汗。因气候因素、厚衣褪褓、食物辛热、急欲所求诸因素及活动所致临时出汗者，为正常出汗。若素禀体弱，脾胃失调，或某些疾病过程中，或病后失调，药物克伤等原因，致使阴阳失衡、气血营卫失调等形成卫表失固，在静态情况下而出汗者，则为不正常的汗出。其汗出不分醒时睡时，尤以醒时汗出甚者，为阳虚自汗；睡时汗出，醒时汗止，为阴虚盗汗。然自汗、盗汗又不能截然分开，所谓阳虚自汗、阴虚盗汗，只是作一般病变规律的概括，实际于临床常相互参见。其病因种种，治当辨明，有的放矢。小儿年龄愈小愈易患此证，于婴幼儿、学龄前儿童为多见。

#### （一）病因病机

小儿自汗、盗汗，是卫气所司开阖功能失调、津液不能按其正常生理功能密固、外泄于肌肤而汗出的病证。卫气所司功能的调节，能否发挥正常的生理功能，是以人体的阴阳、脏腑、气血是否调和，机体功能是否健旺为基础的。因此当身体虚弱，或脾胃失调，或病后失养，或辛温发散药应用太过等，导致阴阳偏盛，卫气失调时，易于外泄而汗出。另外，小儿生理特点（稚阴稚阳，脏腑娇嫩）也决定了其容易出汗，且年龄愈小，发病率愈高。

**1. 自汗**　以表虚不固，营卫不和为多见。小儿禀赋不足或病后失养，常致卫阳虚弱，卫气失于固护使津液外泄而自汗出。或气血俱虚失于生化，汗为心之液，心失所养，心液不藏而外泄，见自汗出。若受辛温发散之药太过，损其营卫，致营卫失和，开阖失司，汗液外泄。以自汗为主，或兼有盗汗并作。

**2. 盗汗**　热病耗阴，或吐泻之后伤其气阴，致阴虚而虚火内动，迫津外泄，伤于气则自汗出，伤于阴则盗汗。或食滞化火伤于至阴之脾，火郁迫津外泄，睡则盗汗，醒则自汗。

自汗、盗汗皆为脏腑等功能失调，阴阳偏盛迫津外泄的一个症状，属于功能失调的一个病变过程，故常兼见，或出现在各种病理过程中。

（二）辨证论治

汗出之治法，无论自汗、盗汗，治当以平调气血，使阴阳平和，其汗自止。唯表里、脏腑、虚实、寒热辨证尚难，需抓住主证细加辨治。而敛汗固涩之剂，又要合宜适度。相对于复杂的辨治方法，太极按摩术可以说提供了一条捷径，能使各种失调、失偏状态渐次复正，而汗自止。本病只需单独按摩施治，或配合外用之敷脐散剂即可治愈。若汗出较重，症状突出者，配服药物后亦可汗止速愈，再按摩调理巩固。

**1. 表虚不固**　自汗为主，或兼盗汗。头为诸阳之会，肩背属阳，卫阳失固后，以头部、肩背部汗出最为明显。阳虚失养不能鼓舞气血，故见面白无华，怕冷，手足欠温，神疲乏力。卫气虚不能固护肌表，动则全身汗出。舌淡，苔薄白，指纹淡红，脉弱。

方例：玉屏风散合牡蛎散加减。黄芪 12g，白术 9g，防风 6g，牡蛎 15g。

加减：汗出甚加麻黄根；心血虚加浮小麦。

**2. 营卫不和**　自汗为主，多遍身汗出，但汗出不透，恶风怕冷，或有低热，精神不振，食欲欠佳。多为辛温发散过甚损其卫阳，营阴伤而汗出。体虚之患儿最易致伤，常见舌淡、苔薄白，指纹淡，脉缓。

方例：桂枝汤加减。桂枝 4.5g，白芍 6g，生姜 3g，大枣 5 枚，甘草 3g。

加减：气虚神疲加党参、黄芪、山药；汗不止加龙骨、牡蛎、浮小麦；阴虚口渴加石斛、芦根；虚烦易醒加五味子、柏子仁。

**3. 气阴不足**　以盗汗为主，伴见自汗。形体虚弱，精神不振，虚烦少寐，口干唇红，面颊潮红，手足心热，舌嫩红，少苔或剥苔或无苔，指纹细红，脉细数。

方例：当归六黄汤加减。当归 6g，生地黄 12g，熟地黄 12g，黄芩 6g，黄连 3g，黄柏 6g，黄芪 12g。

加减：下焦无湿热去黄柏；虚热去黄芩、黄连，加地骨皮、知母、芦根；口干加麦冬、白芍；汗不止加麻黄根、浮小麦。

**4. 脾胃积热**　自汗、盗汗并见，吮乳口热，稍大之患儿口渴喜冷饮，面颊潮红，腹部胀满，睡卧不安或掀衣揭被，腹部、手足心均热，大便干，舌红，苔厚或黄，指纹红紫或青紫，脉滑数。

方例：保和丸加减。（方略）

**病例 1**　苏某，男，5 个月。体虚，方头，枕秃，睡时头汗如珠，厌食，手足心热，予以单独按摩 3 天，汗出渐少有食欲，按摩十余次后，食欲旺盛，汗止，精神转佳。

**病例 2**　一 1 岁半小儿，体质较好，饮食无度致肚腹胀满，多烦躁，口渴喜冷饮，睡卧翻滚不宁，肚腹、手足心俱热，头部、胸部多汗，时时自汗，睡时盗汗。

方：治以保和丸加黄芩、黄连，配合按摩。第 2 天大便通，腹胀消，汗止。再继续按摩 2 天，睡觉安宁，一切症状渐好。

按：小儿自汗、盗汗，或单独出现，或伴见，多为卫外不固或邪热内迫，致津液外泄而汗出。亦有重病大汗亡阳，阴阳俱虚之绝汗危证。总为功能失调而发病，阴阳偏盛所致。表里虚实寒热证变复杂，难能一方一药取效。太极按摩术能通过调整全身机能，使气机通畅、阴阳平衡，无论自汗、盗汗皆能治愈。

## 九、鹅口

鹅口即鹅口疮，又名雪口。因其口腔内，尤其口颊两侧及舌面布满白屑，状如鹅口而得名，色白片积似雪，故亦称雪口。本病是新生儿一种常见的疾病，尤以早产儿和胎禀不足、病后体虚的幼儿为多见。

### （一）病因病机

心脾积热、虚火上炎是本病的病理基础，口腔不洁、感受秽污邪毒是发病的原因。

**1. 心脾积热** 脾开窍于口，舌为心之苗。若孕母素体阳盛，又食肥腻炙煿厚味，积热壅于内，胎儿心脾受热，上熏于口，复感秽污邪毒则发为鹅口。

**2. 虚火上炎** 若小儿体禀虚弱，或早产儿，或喂养失调，病后体虚，热病伤津，使脾肾俱虚，阴虚火旺，虚火上浮熏蒸于口，感邪而成鹅口。

（二）辨证论治

鹅口疮，无论热毒实火或虚火，皆因脏腑功能失调，心脾受邪传变，实火熏蒸、虚火上浮于口舌。心脾积热当清热泻脾，虚火上浮应滋阴降火。施用太极按摩治疗本病，尤以心脾积热、热灼耗津大便干秘者为佳，能使胃肠通畅，其热随之而泻，再配合外用药即能治愈。虚火上浮者，太极按摩取效较慢，多配合外用、内服之法，方能较快治愈。

**1. 心脾积热** 鹅口白屑周围红晕明显，身热，面赤唇红，口干或渴，烦躁，吮乳常因口痛啼哭，便干，溲赤。舌红，苔黄腻，指纹紫滞，脉滑。

方例：清热泻脾散、集成沆瀣丹。

清热泻脾散：栀子6g，生石膏15g，黄芩9g，黄连3g，生地黄6g，赤茯苓6g，灯心草1.5g。

集成沆瀣丹（略）。

**2. 虚火上浮** 鹅口白屑周围红晕不重，白屑比较稀散，常有口舌糜烂。体弱神疲，面白颧红，五心烦热，口干而不渴，或有盗汗，大便稀溏，舌质嫩红或淡，苔少色白，指纹淡红，脉细数。

方例：六味地黄丸加肉桂。熟地黄24g，山药12g，山茱萸12g，茯苓9g，泽泻9g，牡丹皮9g，肉桂4g，甘草3g。

**病例1** 王某，男，1岁5个月，因鹅口曾用青霉素输液治疗5天无效来诊。诊见：舌面、口颊均有白屑成片而厚，苔微黄厚腻，烦躁，便干不通，指纹青紫而滞。此虽经输液几天，腑气不通则邪热未除，治以外用青梅散（日3次），配服集成沆瀣丹（改为汤剂）1剂。

次日复诊见白屑已退大半，红晕尚见，仍依原法施治，每次配合按摩调理，共 4 次而痊愈。

**病例 2** 可参见感冒病例 7。

按：鹅口一证，或虚或实，多与胎毒有关，母孕受邪相因，治以或清泄邪热，或滋阴降火，配合按摩以调理阴阳，待邪去而阴平阳秘，方为彻底治愈。

## 附：口疮

口疮者，即患儿口颊、舌边、上腭、齿龈等处出现红色小点，或黄白如豆样大小的溃烂点为主要特征。前者称为红口疮，后者称为白口疮，多由火热毒邪所致，或虚火上炎而作。其病因多与胎毒有关，或乳食失调积滞化火生热，循经上攻于口而成，因此也可见于食积等病证中。宜以外用药先治其标，而后调理脾胃，斯为捷径。

以先师之经验，红口疮常用蒲黄研末配蜂蜜涂于患儿口内疮面，可见速效。白口疮常以青梅散涂于溃烂疮面，祛腐生新而愈。

**病例** 一 7 个月小儿，牙龈、舌侧有溃烂点，扁豆大，已见明显溃烂成坎。其母曰："求了几家上好的口疮药，也听说别人小儿上了后效果都很好，唯独我儿上药后虽也能愈合，却总会复发。"查患儿体质壮实，笑曰："你的奶质量太好的原因。"其母也笑曰："邻舍老妪都说我奶的质量特好，挤出来像稠面汤一样。我的体质好，还上过体校哩！"嘱其饮食清淡，喂奶时间间隔长些。外用青梅散配合按摩，3 次而愈，再未复发。

《幼幼集成·口疮证治》曰："口疮者，满口赤烂，此因胎禀本厚，养育过温，心脾积热，熏蒸于上，以成口疮。内服泻黄丹，外以地鸡擂水搽疮上……口疮服凉药不效，乃肝脾之气不足，虚火泛上而无制，宜理中汤收其浮游之火……"

## 第四节　传染病及其他疾病概述

### 一、传染病概述

传染病属中医时疫疾患之内容，发病有一定的季节性，病源为各种毒邪所侵，古有山风瘴气之说。病种涉及面很大，急性、慢性、轻重各有不同。人之感邪受病各有所异，体强正气壮旺者往往免于感染，即或受邪而症轻。由于小儿生理病理之特殊性，感邪受病与成人不同，或病种独有。小儿易患之传染病，诸如天花、水痘、麻疹、风痧（风疹）、白喉、痄腮、百日咳、小儿麻痹、黄疸、风温（流脑）、痢疾等。其中有些通过人工疫苗的接种，彻底得到控制而不复存在，如天花、小儿麻痹等。有些病种则得到较好的控制，如白喉、百日咳、流脑等。有些病种还时有出现或流行，如水痘、麻疹、风疹等。另外，还有新的病种出现，如手足口病等。

虽然传染病之类得到较好的控制，但同时由于人们对这方面的防治意识也差了，因而还时见诊治之误。

**1. 麻疹**　临证常见麻疹发热尚未出疹，误用抗生素使毒邪郁闭内陷，病情加重或转危。例如一小儿因高烧 5 天不退求治，诊见高烧 39.5℃，面色苍白，舌红绛、苔薄黄而糙，微咳，时有瘛疭抽搐现象，此为里热炽盛。询问发病过程，始有类似感冒而眼泪汪汪，后呈典型发热症状，入夜加重，无伤食病史，虽连用几天抗生素而病情加重。查耳后不见有麻疹，乃疑为麻疹误用寒凉药使毒邪内闭不得透发。为确诊，劝其到某传染病医院做化验检查，果然发现有麻疹病毒，遂对症治疗而愈。因此对于麻疹的早期诊断，必须抓住主要症状特点，及早发现确诊。要点：口颊有灰白色或淡黄色细小斑点，周围红晕，并见眼泪汪汪和咳嗽之必有症状，即所谓不因啼哭泪汪汪和无咳嗽不成麻疹之说。其出疹特点，顺次是耳后下项夹脊。出疹之特点：状如麻粒，扪之碍手。治疗麻疹必须以清热解毒贯彻始终。凡出过麻疹之患儿可终身免疫，只有极少数会复发。

**2. 水痘** 是一种急性发疹性传染病，常于发热中伴见出疹。首见皮肤发红色斑疹，继而凸起成丘，灌浆，结痂。此斑疹、丘疹、疱疹、痂疹四个病理过程可同时并见，叫作"四世同堂"。见有误诊误治者如马某，男，1岁5个月，因高烧反复月余不愈求治。在诊查中发现患儿胳膊有散见疱疹，细询病情知为水痘误用抗生素，使毒邪郁闭不得畅出。而水痘未有凹陷发黑现象，此邪热仍在卫分，以银翘散加减1剂，配合按摩治疗，烧退疹透，再未复发。

另外，常见出疹还有丹痧（猩红热）、风疹、婴儿急疹等，应与麻疹相鉴别。

**3. 丹痧** 突然高烧，透疹即遍体均见，面部无疹。疹点不清，融合成片，色娇红，状若涂丹，俗称红衫子。用手按压可使红晕暂退，显出苍白颜色。常伴发咽痛或溃烂等。

**4. 风疹** 发烧一两天后出疹。先起自头面，继而遍布全身，疹点较麻疹圆而小，色淡红。两三日后自行消退，常伴见耳后及枕部疬肿。若疹出不顺，疹点互相融合成片，色深红，治应加用解毒、活血之法。方例：荆芥穗5g，薄荷4g，金银花9g，连翘8g，牛蒡子6g，桔梗6g，葛根6g，升麻6g，甘草3g，生地黄6g，赤芍6g，紫草6g。治疗前后对比及其他见例见书末彩图4～6。

**5. 疬肿、疬子** 疬肿多在耳后散见，一两枚或多发性，也有遍布全身的。此病是外邪化热与里热结合，阻滞经络，局部形成的一种邪火郁结。治疗应表里双解，加蒲公英、紫花地丁清解表里热邪，解毒散结。方：薄荷叶6g，荆芥穗6g，防风9g，连翘9g，大黄6g，苇根15g，蒲公英9g，紫花地丁9g。

但耳后疬肿发硬数年难消者，亦见未有变证的。见书末彩图7。

**6. 婴儿急疹** 俗称奶麻，突然高烧2～4天，烧退疹出，呈玫瑰色，面部少见，一两天消退。

**7. 手足口病** 是近些年在我国经常暴发流行的传染病，不同年龄都会感染，学龄前儿童尤其 3 岁以下多见。症见突然发烧，手、足、口腔出现疱疹等。以清咽利膈汤加减施治，大多能很快治愈。

按：在很多传染病施治过程中，配合太极按摩都有一定的辅助治疗作用，于康复期效果更明显。对较轻的出疹性传染病，单纯按摩常能促进自愈，如风疹、婴儿急疹等。

**8. 百日咳** 百日咳又名顿咳、鹭鸶咳、鸡鸣哮喘咳。其发病初起类似感冒，继而出现阵发性、痉挛性咳嗽，因病程长称为百日咳。阵发呈现顿咳，咳时患儿脖颈伸长，连声不断，吸气时发出鸡鸣哮喘音，五更加重，故亦名顿咳、鹭鸶咳、鸡鸣哮喘咳。咳时患儿常两手握紧拳头，弯腰伸颈。常见有将咳嗽阵发而剧烈的疑为百日咳。食积滞于三焦，也于凌晨三四点咳嗽阵发剧烈，但却没有像百日咳那样伸颈、鸡鸣哮喘而咳等特征，临床不难辨识。

**9. 痢疾** 有寒痢、热痢、伤食痢、疫毒痢，又有急慢之分，迁延性休息痢之别。疫毒痢常突然高烧，随即暴注脓血黏液，死人最速。此证乃外感天行疫疠之气，结于脏腑成污秽蕴毒。朴硝善除寒热之气，涤荡五脏六腑之结聚，消除肠胃污垢陈积，凡遇重症痢疾，非朴硝峻猛之力不能回天，贻误病机则难救也。吾一外甥女，5 岁，前一天还玩耍如常，晚上突然暴发痢疾，等天亮找医生却来不及了。吾从医后才得此法，故留传之，以救急危之小儿。（朴硝 6～9g，开水化开，1 日分 3 次服）

余曾遇一小儿，患慢性痢疾，诸医皆以清热除秽等法治之未愈。余诊之，见患儿口渴频饮，予七味白术散加减 2 剂而愈。方：党参 9g，白术 9g，茯苓 9g，藿香 9g，木香 6g，葛根 15g，甘草 6g，槟榔 9g，谷芽 6g，麦芽 9g，黄芩 9g，诃子 5g，石榴皮 4g。

对于迁延性休息痢，先师传用鸦胆子去壳留仁，凉开水泡 7 天取浸泡液，再用注射器推送直肠 2mL，能速效而愈，每用不爽。

**二、其他疾病拾零点滴**

**1. 癥瘕** 四川省犍为县，谢某儿 1 岁 2 个月，经医院 2 次确诊为急性白血病，入院费要 34 万元，并且认为只有 3 个月存活期，曾经广州一中医治疗无果而来。诊见：反复高烧 27 天不退，体温时低时高，四肢布满瘀血点，颈部腋下肿块多处，大的如枣大，全腹部板硬像反扣一个锅底，精神萎靡，指纹紫滞抵命关，舌苔黄燥而厚，大便干秘。症属癥瘕顽症，提示观察治疗 10 天，每天按摩 2 次，每次 1 小时，配合中药犀角（水牛角代替）地黄汤加减，4 天彻底烧退，10 天后精神好转有食欲，并教会小儿妈妈按摩，每天 3 次，每次半小时；随症选方用药，重加软坚化结中药，如夏枯草、海藻之类，活血凉血的生地黄、牡丹皮、地骨皮之类，坚持有斯症即用斯药。2 月后，患儿体质明显好转，气色渐荣，食欲好，瘀血点全退，颈、腋下肿块渐退消失，右腹侧上下部位已软化，托住儿手会移步行走，在治疗过程中父母曾因经济困难要求回家，除我免费施治外，我的山东威海弟子孙继来又支援 500 元，坚持 3 个月后带方回家，走时已能独步行走，仅在腹脐有片状硬块，嘱其坚持按摩、服药，并用蟾蜍皮贴肿块处，后电话随访 2 次，回说：肿块只剩一小块，体重长了 3 斤。

**2. 五迟**　晋城市闫某之女儿，2 岁，因不能站立行走，不会说话，头面及全身皮肤干燥有鳞片来诊。诊见患儿智力尚见清晰，能辨识好坏，表达意愿。头、手、足相对而小，几家医院曾诊为鱼鳞病、皮肤神经综合征……余诊为五迟。此乃元气不足，津液敷布失调，不能润泽于皮肤，骨气不充故见如上斯症。单独按摩 5 天后，头面、手臂及身上皮肤干皮退掉而红润，唯腿上还见有干皮。处以六味地黄丸加怀牛膝、肉桂适量，让其回家服用，并配合按摩（其母学习了太极保健按摩）。两月后电话询访，说患儿已能独立试步行走，会说话。

**3. 痿证**　王某之女，8 岁，因呕吐、抽搐，经多方治疗无效，又疑为癫痫治无果，故来求治。诊见：患儿骨瘦如柴，面色㿠白，少气乏力，坐需靠被而依，手足痿软不用，食不下，大便不畅，小便微黄，经治虽呕吐、抽搐基本缓解，而脾胃之气衰败，无力于气血生化之能，津液不能濡养筋脉而成痿证。

治疗此证，重在调理脾胃，培扶脾胃衰败之气，以太极按摩为主，每天1次，每次40分钟，配合中药随证情变化而施，方用枳实导滞丸加减以泻虚中之实；四君子汤合保和丸加减消中有补；万氏肥儿丸调补气机增强运化之力。如此调治月余，已能独自试步行走，两手十指可伸屈握物。治疗中曾出现因食不易消化食物或饮料而犯病，腹痛、头疼，两眼直视或窜视，或强直抽搐，家人见之情态紧张，即用手轻拍背部缓解。加长按摩时间，再予四君子汤去党参合保和丸加减1剂，很快恢复转机，证情稳定，继续调理两月余，肌肉渐丰，面色润泽，消化功能渐趋正常。在施治过程中，曾两次出现癫痫性抽搐，古人说："抽风三次则为痫。"每次都因伤食而触发，乃脾失运化，湿痰日久结为宿痰，再依循"集成定痫丸""河车八味丸"治其痫。

此证本属脾胃气伤，胃气上逆呕吐，气逆上冲脑海而抽搐，因治不当使脾胃气机复损，受纳有限，运化失常，气血津液乏源，肌肉筋脉失养，而致此痿证。其骨瘦如柴，《内经》所说"脾主肌肉"正是这个道理，《素问·痿论》曰："治痿独取阳明。"此痿证由脾胃虚极而成，故更当以调理脾胃为要，如此能使脾胃功能健旺，气血津液充足，脏腑功能协调，五体得以濡养，岂有不治之理？

按：所列诸拾零病证，只要与脾胃失调、阴阳失和、元气不足相因相关而较明显的，太极按摩均能获得较好的疗效而使其病愈康复。

另有一案例，山西中医学院附属第一医院神经内科主治医生周某女儿，2岁半，腿软不能站立，曾邀7位中西医专家会诊，结果提示：将来长大后不是坐轮椅就是拄双拐。遂来求治。诊为五软，单独按摩8天后，虽不会站立行走，但扶着移步时有力度，即开始用中药配合按摩，每天按摩2次，每次半小时，方用补肾地黄丸合补中益气汤加减，重用南五加皮等中药，并服紫河车粉。2月后可托手行走，调至半年已能独步行走，但仍有腿软现象，继续培补扶正。

**4. 遗尿** 中医属遗溺范畴，凡3岁以上小儿睡中尿时不能醒、不能自控者，应按遗尿论治。以尿后能醒、能叫醒、叫不醒，将本病分为一、二、三度。病因有下元虚寒、肺脾气虚、肝经湿热等。今之小儿以湿热型多见，少数体弱气陷、疲乏无力的患儿，于临床用升陷汤加减速效而愈。方：生黄芪 20g，知母 8g，桔梗 5g，柴胡 5g，升麻 4g，益智仁 6g，远志 5g，覆盆子 6g，肉豆蔻 4g，生山药 10g。

**5. 淋证**　小儿常有尿急、尿频、尿痛等症状，皆属中医的淋证范畴。女孩多于男孩，膀胱湿热者多见。常用八正散加减施治，轻者可用蒲公英 50g 水煎服。

**6. 鼻渊**　症见鼻流浊涕，量多不止，甚至腥臭，眉棱额部压痛。多因风寒、风热、胆热诸因瘀阻鼻窍，也有肺脾气虚不能利湿通窍者。治应通过相应的治疗主方，加苍耳子、辛夷、白芷、黄芪等味；而有见中气不足者，应以补中益气汤加减有效，套用苍耳子散则不利。小儿流黄涕多是胃热熏蒸所致，只要晚上临睡觉时早吃、少吃，可自行恢复正常。

**7. 冻疮**　过去小儿冻疮多，常复发，现在少了，但在高寒边远山区，或特殊环境也有见者。凡一切手足受冻，甚至溃烂治无效者，用内服方药甚验。方：当归 12g，桂枝 9g，赤芍 9g，生姜 5g，甘草 5g，大枣 10 个。

**8. 湿疹**　有湿性湿疹、干性湿疹之分。湿性湿疹症见皮肤反复出现粟粒状红疹，或痒，或连片，或流黄水。余曾治一小儿全身用麻纸贴着才能穿衣，治用消风导赤汤加减 4 剂而愈。方：赤茯苓 15g，金银花 15g，白鲜皮 9g，地肤子 15g，防风 9g，黄柏 9g，豨莶草 10g，生甘草 6g，木通 2g，黄连 2g。

干性湿疹症见疹如粟米大，痒甚而痛，起白屑，皮肤或殷红而干燥。治用地肤子 250g，熬水放一小缸内，将患儿放入浸泡至汗出，洗澡前喝一点煎煮液，连洗三五日，每用皆验，可彻底治愈。

**9. 脐风**　俗称四六风，由胎儿出生时断脐感邪而得，西医称为新生儿破伤风。随着新法接生的进步，本证已很少出现，而农村一些偏远山区还时有见者。此病潜伏先兆症状，其特点：婴儿出生 3 天内会出现啼哭不宁，或呈现苦笑状态（面部肌肉轻微痉挛）。此时若用妇人绞脸之法，拔去病儿尾闾骨部位胎毛可愈。此法在曲月川、张崇正所著《儿科针灸治疗经验》有载，民间亦有流传。其书载曰："用食指蘸鸡蛋清（不用黄）旋转揉擦小儿尾闾骨，则有毛椎出现。可用妇人绞脸之法，以线绞去之，治脐风效。编者有一小女，生方五日，突不吮乳，牙床生马牙，神昏气促，皆以为生风，有人告此方用之即愈，未服他药。"（有书载，急惊风及一切疬症用之亦效）

余于临床中，曾遇一小儿 3 天内哭闹不宁，诊为脐风先兆。用上法治疗 1 次，果见奇效，再未复发。

**10. 客忤**　小儿突然受外界刺激惊吓，猛触异物或闻异声，突然面青，口吐涎沫，瘈疭，状如惊痫或暴死，称为客忤。

**病例**　一 1 岁多小儿，看电视时突然受惊吓而暴死，一家人有顾不上穿鞋的抱着患儿奔我家中，见状急在患儿之威灵、精灵二穴掐之，患儿哇的一声哭出了声音而得救。

威灵、精灵：中渚穴两侧，为儿科特有之穴（见《小儿推拿广意》），通三焦经，引导阴阳，开通闭塞，虽病神速，动似盘珠，为儿科急症要穴，主治发烧、昏迷、急惊。

《黄帝内经》曰："血之与气并走于上，则为大厥，厥则暴死。气复反则生，不反则死。"急从威灵、精灵二穴掐之，气反复生。如劫敌之奇兵，举赤旗于必胜之阵。穴为中渚，因其治病神速，无以加于中渚者，而称之为威灵、精灵，成幼科专有二穴，《汉书》说："威灵胆乎列国。"《隋书》说："群望咸秩，精灵毕臻。"医道与将道同也。

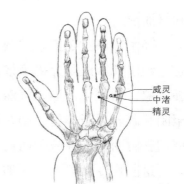

图 25　威灵、精灵穴位示意图

**11. 小儿抽动症**　一般我们常见的伤食发烧，伤食咳嗽，伤食呕吐、腹泻，伤食腹痛、腹胀，伤食抽搐，伤食化火积热便秘或冷食阴秘，伤食积热上攻咽喉致乳蛾肿大化脓等为常见多发之病证。然而更有一些怪异之症状亦源于脾胃，却又常为人所忽视而误诊误治。根据百病蜂起的提示，很多病变症状都源于脾胃之根。因而我于临床中着手于脾胃常应手而解。现不顾卑陋将所见述于后以共识，并望同道斧正。

（1）很多小儿来诊时眼睛频眨，西医总认为是神经问题却治不好。根据中医的理论，上眼睑属脾，下眼睑属胃，应是脾胃不和，予以调理脾胃而施治很快治愈。

（2）有些小儿来诊时嘴不时一侧抽动，或见有不时叩牙，或摇头并见。根据脾主唇、胃经经络环口而行、脾气不得上升的理念，着手调理脾胃可治愈。

（3）一小儿3岁多，每晚12点左右腹痛抽搐，多处求治无效来诊。认为脾为至阴之地，子时为阴盛之时，至阴阴重之气于阴盛之时令而得患，故调理脾胃而愈。

（4）一小儿4岁，每晚足大趾麻木，哭闹难眠。妈妈只好长夜用手搓捻，求治多方无效来诊。认为足大趾为足太阴脾经之始，脾阳不发，经气不行，则发麻木。遇夜时令阴重而发，是其致病之因，调理脾胃而愈。

（5）一小女3岁，因两手掌面及五指内侧，有块状红肿，痛麻难忍，经治几家医院无果来诊。认为掌面为三阴经循行路线，所见有红肿之象，乃经气不通、气滞血瘀化火所生，而脾属足太阴，为阴中之至阴，若着手于脾胃，则有同气相求之理，一气贯通之妙。因而又以调理脾胃而施治，应手而愈。

这些病变常以保和丸加减施治而愈。

基本方：山楂、神曲、鸡内金、茯苓、连翘、枳实、炒莱菔子、陈皮、半夏。

选加：钩藤、天麻、僵蚕、蜈蚣、全蝎、地龙。

在手者加桑枝，在足者加川牛膝，舌红目赤加芦根、代赭石，肝火盛加羚羊角，大便干加瓜蒌，小便黄加白茅根。

# 附　篇

每个母亲学会婴幼儿太极保健按摩——平淡之极，乃为神奇。

每年将为国家贡献数以万计的飞行员健儿。

每年节约的医疗费用可造几艘航空母舰。

苏永泉

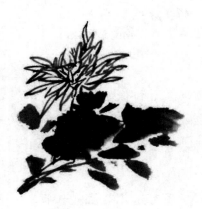

# 滥用抗生素——新的国难

### ——挽救祖国花朵

## 一、滥用抗生素损害婴幼儿健康，百倍于鸦片毒害中华民族

我从事中医儿科临床工作，由农村到省城，对滥用抗生素造成婴幼儿体质之损害，愈感后果严重，特将鄙陋之见概述于后。

鸦片是人们所共识的毒品，会无端地上了瘾而中毒受害。它是鸦片战争时期，西方侵略者用以毒害我民族、灭亡我中华的极其恶毒的阴谋手段，因而引发了有关民族存亡的鸦片战争。今天的抗生素我们作为高科技的理念而乐于接受，只重视它有疗效的一面，而忽视了受害的一面。一味盲目于西医的"科学"理念，这种意识形态上的观念转移的偏离，也应该视为西方文化侵略的产物，是毒害我民族、灭亡我中华的又一个不起硝烟的"炮弹"。而且这种受害又起于婴幼儿，其广度、深度何止于鸦片的受害程度？对国家的振兴与衰亡，相对于鸦片的毒害，有过之而无不及，可以说百倍于鸦片毒害中华民族，可谓形成了新的国难，确实到了我们必须重视的时候了！也必须从关系到国家兴亡的高度，定为国策方能扭转乾坤。

## 二、滥用抗生素给婴幼儿健康带来的危害和后果

西药因其是化学药物的特点，容易出现药物反应和毒副作用，对人体造成伤害。而抗生素之类，更因其广谱抗菌的作用，同时杀灭了人体内的有益菌族。人体固有的自调能力受到破坏，愈用愈损，婴幼儿方萌之躯更难承受。此恶性循环造成反复发病，愈损体质愈衰，严重地影响着婴幼儿的生长发育。其后果之危重，实关系到国人体质之基石、民族之兴旺。从这点看，城市幼儿体质受害之惨状更甚于

附

篇

169

农村。

抗生素的毒副作用与滥用，从婴幼儿期多见进医院之诊断，概以肺炎而住院输液，大量抗生素升级上阵。所见，凡输用抗生素10日甚或15日以上之幼儿，致脾胃功能失调，吐、泻、便秘、腹胀等，消化不良之奶块、奶瓣、食物杂渣，实难恢复正常。继则反复感冒、发烧、咳嗽、肺炎、风疹、厌食等。年龄渐长，又是咽炎、扁桃体炎、肠胃炎等，各种炎症又概以抗生素打头阵，使婴幼儿之生机，尚无一日正常生长发育之安康。又继见所谓缺锌、缺铁……诸多微量元素而补之，乃至各种保健品、营养品又列阵而来。其结果所见一斑者，幼儿园往往半数以上学童，因病请假不能到校。临床常听有些家长反映，我家的娃娃是给幼儿园做贡献哩！交了学费每学期却去不了几天，都去了医院了。

综以上情况所见，婴幼儿发病率不断增高，难怪有些医院常见走廊过道抱儿输液之"盛状"。吾拾零所见者惨不忍睹，故竭尽老朽之余力大声疾呼，奋力拼搏，戒之！戒之矣！望国人醒悟。

西医初传入我国后，随着青霉素的出现，因麻疹注射青霉素的死了不少患儿；因过量使用链霉素致患儿耳聋者亦不少见。这些教训还不能让我们对抗生素带来的副作用和药害，提高警戒而不去滥用吗？

### 三、常见病、多发病滥用抗生素的危害和后果

过量使用抗生素有害，而对于不应使用抗生素治疗的疾病，又滥用抗生素其害更深。常见误诊的病种有：感冒、咳嗽、痰喘、肺炎、伤食发烧、腹泻、胎毒等。此浅析如下：

#### （一）中医的小儿肺闭和西医的小儿肺炎之说

中医古籍未有小儿肺闭之病名，见于肺风痰喘、马脾风等病种中，概以温热病论治。今以肺闭立名，乃以中医的理论而系统地对小儿肺炎加以论治。以症状立名，从病因、病机转化而论治。肺为华盖，寒邪首犯肺卫，寒郁化火生痰，阻其肺络斯成肺闭。闭者，闭塞

之意也。症见：发烧、咳嗽、气促、鼻扇，又常以痰鸣、喘促、腹胀多见。多由感冒而来，或直中寒邪而得。麻疹一证始有雷同感冒，故亦常见并发肺闭，或其他疾病的过程中也有转化而来的。临床所表现的证型有异（略），故诊断施治需辨证。其痰郁未阻其肺络者、轻者多为感冒，则不应以肺闭论治。

西医对小儿肺炎的认识，是以肺部的炎症病灶而称，有按病理形态和病因的方法分类（略）。幼儿期以病理形态分类的支气管肺炎最为多见。其确诊需通过对症状及体征的检查，结合实验室、X线检查，再鉴别诊断才能分类确诊。单就X线检查而言，又有以病灶的形态、肺间质X线征象等方面检查而鉴别，确诊属哪种类型的肺炎而对症用药治疗。虽然支气管肺炎早期有肺间质X线征象，如肺纹理增重模糊等病变，只能作为肺炎早期印象，而大量使用抗生素多有误区。

中医学认为，小儿肺常不足，脾常不足。又脾气散精气上归于肺，脾家所散上之精归之不清，则肺家通调水道之令不肃，因而生痰。其水湿之气生痰阻络，这与西医说的肺纹理增重模糊等症状吻合。先师任化天曾以经验总结提示："小儿得证痰喘多，八年钻研苦摸索。一日了解导火线，才知攻肺大犯错。"肺为贮痰之器，脾为生痰之源，脾不湿不生痰。这种整体观的理念也正是中医的优势所在。

就小儿肺炎的本身治疗，抗生素不是首选的药物和必须要用的药物，因其带来的副作用对婴幼儿危害更大，美国定以法律限制其使用；有从俄罗斯回国来就诊的人介绍说，在俄罗斯治疗小儿肺炎，很少使用抗生素和输液。而我所见反复住院治疗不效来求治者，查看医院的诊治过程，总为：胸片示肺纹理增重模糊……印象为支气管肺炎……抗生素治疗。其实西医治疗小儿肺炎，并非以抗生素为主，《实用儿科学》（北京儿童医院主编）就强调各类分型的对症治疗办法，并重视中医的治疗，认为中西医结合疗效更佳，抗生素疗法只在必要情况下使用。

（二）常见误诊为小儿肺炎的病种滥用抗生素的危害

**1. 感冒误诊为肺炎治疗**

**病例 1** 文水县一小儿，1 岁 3 个月。主诉：因肺炎住院输用抗生素 27 天而烧不退，体温总波动在 38.5℃左右。诊见手足发凉等症状，知是因感冒使用寒凉药过早，寒邪内闭。急用人参败毒汤 1 剂，配合太极按摩烧退，2 剂停药，单独按摩 3 天再未复发。但见满嘴鹅口疮，外用自配散剂，内服六味丸改为汤剂加肉桂，患者急着回家，即带药而回，后来电话说服药 4 剂后彻底康复。

**病例 2** 一 98 天小儿，因轻微咳有痰，某医院以早期支气管肺炎收住院治疗，其母抱患儿站在自家楼下街口发愁。我遇上了，又经熟人介绍让我再给看一下。看后告知患儿受风了，其母说昨天中午因家里闷热开了电扇。让回家烧些葱姜水放红糖让患儿饮服，其母不相信，经反复解释回家服用。第 2 天随访，说当天下午就好了。

**2. 腹痛误诊为肺炎治疗**

**病例** 太原市服装城东方红小区，一小儿脐带脱落后，家人为防感染用酒精棉反复涂擦肚脐，则受凉腹痛啼哭不已。因腹痛有努挣发吭声，某医院诊为肺炎。经住院输抗生素 7 天后，小儿哭得更厉害。因努挣脐疝有核桃大，肘、膝以下发凉，大便胶黏色白，医院说肺炎好了令其出院。我接诊后诊为腹寒痛，方用良附丸加减，配合太极按摩，出诊守在患儿跟前，亲自喂药观察变化，2 天缓解，6 天治愈。

**3. 胎毒误诊为肺炎治疗**

**病例 1** 山西省化工设计院患儿杨某，男，1 个月，因胎黄未愈复见大便不通，咳有痰声，某医院拍胸片诊为"支气管肺炎"，开了住院通知书，因家人不愿住院来诊。余诊为"胎毒"，方用集成沆瀣丹改为汤剂，配合太极按摩 3 天而愈。

**病例 2** 省劳动厅家属院患儿秦某，女，1 个月，因腹胀和大便不通，微咳有痰，某医院胸腹部拍片诊断为"肺炎，低位肠梗阻"，通知住院治疗，因不愿住院来诊。余诊为"胎毒"。治用连须葱白一段和生姜一块、食盐少许，共为膏罨脐，制蜜栓塞入肛内，使腹胀消大便通。继用 1 剂集成沆瀣丹改为汤剂，配合太极按摩 5 天而愈。

**4. 伤食发烧误诊为肺炎治疗**

**病例 1**　芮城县西阳镇朱阳村刘某之孙，1 岁 2 个月，因高烧于某医院诊为肺炎，用抗生素治疗 9 天高烧不退，呕吐、抽搐来诊。余诊为伤食发烧、抽搐，用太极按摩配服保和丸加减，2 天而愈。

**病例 2**　原平县轩岗，岳某之女儿，1 岁 7 个月，因高烧不退，来太原某医院诊为肺炎，一个多月内住院 2 次，耗费一万五千余元，回家 3 天又高烧不退，又来太原转入另一家医院治疗无效来诊。余诊为感冒夹食发烧，且食滞较重。以太极按摩为主，配合中药变通使用。选用方药：柴葛解肌汤加减配制成散剂，保和丸加减、养胃增液汤、沙参麦冬汤、香砂六君子汤等，因患儿几次大量使用抗生素，体质极差，烧退又反弹，4 天后才彻底烧退稳定。因发烧前后阴红肿，烧退后脱了一层皮，又因体质极衰，烧退后腿软不能走路，继续按摩调理 10 天后回家，其母亦学习了太极保健按摩，以便后期调理。

按：临床所见各种误诊为肺炎而偏离治疗、滥用抗生素的，不止如上病种，仅以典型病种和典型病例以记之。其中以伤风感冒和伤食发烧偏离的最为多见，而且其相应的治疗，因为无的放矢，造成延误病情、反复不愈、愈治愈衰的后果。

**（三）小儿肺炎因滥用抗生素造成的危害**

**病例 1**　一小儿 7 个月，因肺炎在某医院住院治疗十余天不愈，院方要下病危通知书，病家是我隔壁门卫的乡友，晚上要求我去医院探视一下病情。查见患儿喘憋、抬肩，呼吸困难，腹胀，回来后求我给处以中药方。因查知患儿还处在正虚邪实病程中，乃用麻杏石甘汤加减（加前胡、苏子、葶苈子等味），买药没用到 1 元钱，买回来我又亲自帮忙给煎好药，对病家说：今晚喝上 2/3，会出现肠鸣，便下泡沫状粪便，而后痰喘会减轻，明天下午精神会有所好转、会笑。第 2 天下午病家过来说，患儿真的要求吃奶、会笑，还笑出了声音，医

附
篇

173

院大夫也说，怎么这个小孩今天的精神状态这么好。但病家还是不敢出院依靠我治，这不到1元的中药与已花费五千余元的抗生素没有可比性。病家也感慨地说：难怪你去了好几家医院都不欢迎你，我要是院长也不会用你，因为你给我挣的钱都不够电梯费！

**病例2** 山西医科大学第二医院一个老护士的孙子，1岁3个月，因肺炎在两家医院治疗11天，输用抗生素等药发生过敏，全身出现片状红色丘疹而来求治。症见：气促、痰喘，鼻扇无涕，急用针刺治疗，立见涕出，喘促大减。配合中药、太极按摩，3天症状大减，5天病愈，后又调理脾胃2次，至今再未复发。

### （四）其他病种滥用抗生素的后果

#### 1. 吐泻滥用抗生素的后果

**病例1** 李某，7个月，顽固性呕吐、腹泻4个月不愈来诊，诊为功能失调而迁延长期不愈。此证本属功能失调引起的吐泻，中医称为阳明不和，而患儿的父亲是省人民医院的大夫，完全的西医理念，重用抗生素之类造成这样的后果。山根青筋明显，证明胃气损害严重。重点运用太极按摩逐渐康复，其母亦学习了太极保健按摩。

**病例2** 省糖酒回迁楼樊某，女，11个月，因吐泻严重，体质衰弱求诊。治疗3次后患儿明显好转，但于第2天，其父要求退钱，不愿再按摩。钱退后我虔诚地告诉他说：你到某些权威医院，如果1个月内能治好，把所有的药条拿来我给你报销，治不好再来我还给你治疗，因为你不懂得才这样做，我作为医生不和你赌气。二十余天后，不但病未治好，抗生素搞得患儿体质更加衰弱，吐泻无度又来求治。遂以太极按摩为主，3次大显效，7天彻底康复。其母亦学习了太极保健按摩。

#### 2. 咳嗽滥用抗生素的后果

**病例1** 省儿童医院张某，女，8岁，咳嗽治疗2年不愈来诊。因其母是儿童医院的老护士，抗生素等西药用得太多，改用中药百余剂仍不愈。症见干咳无痰，夜间尤甚，五更见重，体质差，无食欲，大便秘结。问知两年前曾因吃了两个凉粽子而致咳，后又生食了十几斤蜂蜜，至今反复不愈。治以太极按摩为主，配合中药速效止咳汤、沙参麦冬汤、保和丸加减、香砂六君子汤等方，随症变通调理，月余后彻底康复。其母学习了太极保健按摩，2个月后说患儿体重增加4斤。

**病例2** 太原钢铁公司员工一小儿，1岁2个月，因咳嗽在几家医院一个多月内住院3次，大量输用抗生素，花费万余元不愈来诊。诊见咳喘连声，问知夜间加重，五更尤甚，又问知咳前曾吃火腿肠等难消化食物。此食积滞于三焦，脾为至阴，故咳发于夜间，五更尤重。药用保和丸加减1剂，配合太极按摩，当天晚上症状大减，又按摩调理4天咳止痊愈。

### 3. 扁桃体炎滥用抗生素的后果

**病例1** 省物价局张某之外孙，男，5岁半。反复感冒，扁桃体肿大、化脓，每次发病则大量使用抗生素，此次犯病在某医院又输抗生素9天，高烧不退，化脓难消求诊。予以太极按摩配合中药清咽利膈汤加减（重用马勃），1天后烧退，脓膜退。后每次发病随时按摩调理，5个月后体质渐强，头发也由原来的黄细、稀疏变得乌黑油亮、粗而浓密，正常上学。

**病例2** 省中医研究所康某之子，4岁半。反复感冒，扁桃体炎，曾几次伴有抽搐不能正常入学。因扁桃体肿大、化脓，高烧不退，抽搐，输抗生素配合中药，8天不愈来诊。诊为肺胃热毒未解、积滞未通，治用太极按摩配合中药清咽利膈汤加减，适量加生大黄等药，1天烧退抽止。此地道一通，火气自平，滞不去则抽不止也。按摩调理五六次稳定疗效。康某也学习了太极保健按摩继续调理，患儿已正常上学。

### 4. 痰喘滥用抗生素的后果

**病例** 太原市老军营许某之女儿，5岁半，因痰喘几家医院的西医都按哮喘论治，大量使用抗生素、激素等药物以及咽喉喷雾等疗法。治疗两年多而不愈，体质愈衰，喘愈甚，遂来求治。诊为脾胃失调引起的痰喘，予太极按摩配合中药散剂，经治7天基本缓解，又间断调治而痊愈。

**（五）各种病变长期滥用抗生素的后果**

**病例1** 周某之孙女，8岁。从小多病，使用抗生素等西药治疗，体质极差，易感冒，咳嗽多痰，厌食，便秘等，精神状态差，经常请假不能上学，曾在北京等地治疗无效来诊。治用太极按摩配合中药，调治两三个月后康复。

**病例2** 贾某（已退休西医内科大夫）之孙女，4岁，因从小有病总是西药、抗生素治疗，对身体损害恶性循环，不能正常上幼儿园。此次高烧不退，咳嗽多痰来求治。经按摩配合中药治愈后，又学习了太极保健按摩。经过月余时间调理，身体健康，已正常入学。

**（六）滥用抗生素产生严重后果的**

**病例1** 偏关县张某之儿，1岁2个月。2008年2月，因麻疹注射青霉素，邪闭不能外出，疹出不得透发，病情严重。吸上氧气，专车千里迢迢来太原抢救。又因转为肺炎、哮喘，转治几家医院，用遍各种抗生素，同时使用激素1个多月，愈治愈重，转入北京市儿童医院，经检查认为支气管扩张，哮喘严重无治辞退，提示心脏衰竭，前后4个多月花费六七万元。诊见：高烧，咳嗽，哮鸣声吼，喘如拉锯，大便不通，面色晦暗，鼻干无涕，指纹青色抵命关，证情严重。治用太极按摩配合针灸、中药，每天1个方剂或2个方剂或3个方剂，随症加减，应病机转化调理，至第16天大便由灰黑色渐转黄，哮喘缓解。每天按摩2次，每次50分钟，至第26天各种症状消失，病情基本稳定，其母学习了保健按摩，并带中药回家调理巩固。

**病例2** 宁武县一9个月小儿，因肺炎在省儿童医院治疗15天，输用大量抗生素，又转为哮喘治无效辞退，让转院北京儿童医院治疗。因已花费两万余元经济不力来诊。来时，患儿母亲和姑母放声大哭，恳求治疗，余见状即承诺免费治疗。施用针灸、按摩、中药治疗4天后症状缓解，但患儿家长听了亲友的意见，还要去北京儿童医院检查，又因已见到疗效，在车站、北京又不断来电话，说检查后还要依靠我治疗，患儿的姑父、姑母从北京提前回来与我联系治疗。后来回到家，其母又在电话中哭诉着，说北京儿童医院要求交45万元做切除肺叶手术，问我还能治否？无论我再三给其讲中医的优势，却还是未来。后来我反思：一个45万元和一个免费治疗不成比例关系，认为老中医根本不懂得"科学"，纵然有些疗效，也可能是碰着了！

诸如此病例曾接治很多，不能一一赘述。

## 四、营养结构失偏、乳食失调对婴幼儿体质造成的损害

随着人们生活水平的提高，各种零食琳琅满目，尤其独生子女，任其食用，真可谓饭来张口、衣来伸手。此非爱之，实为害之，意欲促苗助长之法而无异于拔苗助长之害。此方面案例数不胜数，不做详细举例论证。

## 五、几点建议

1. 对使用抗生素应该制定更加严格（与其他医学发达国家接轨）的法律法规、条例，限制其使用。

2. 使用抗生素要严格遵守西医的检查治疗程序，只在必要使用抗生素时而酌情适量使用。例如小儿肺炎，必须分类认定清楚，以对症用药为前提，不能只凭一个印象结论则大量使用抗生素，这些责任应和法律融合在一体，严格把关。

3. 挖掘、总结、推广中医治疗优势，应奖励中医的治疗效果，远离抗生素。

4. 大力宣传中医优势和抗生素的药害，从意识形态上解救国人的思维理念。树立民族自尊心，要看到中国的月亮比外国的更圆。

# 用太极按摩远离抗生素，让全世界
# 儿童少生病健康成长

　　滥用抗生素对婴幼儿的危害已引起了全世界的关注和重视，我从长期的临床中体会到小儿稍有不适之症状，时医就将各种炎症作为首选的认证依据，把抗生素作为首选的药物，且升级使用。见证了使用一周甚或三五日后，常出现腹泻等脾胃症状乃至整体功能紊乱，导致体质渐衰，反复发病，恶性循环。其最典型者，肺炎的病名让千万个家庭谈虎色变。医者常以一点可疑的印象遂以肺炎施治，把一些鸡毛蒜皮的小病也按肺炎下病危通知。什么特级护理、监护室、氧舱、进口抗生素列队而来。大多数小儿都要过此一关，甚至连过数关，关关难过！且不说花上数千数万元甚至倾家荡产，全家陪护，亲族探病，找关系，筹钱，不能上班，真是牵一发而动全身；而且损坏了幼儿方萌之躯，造成了反复发病，不能正常生长发育。此仅就小儿肺炎所见一斑，可知滥用于各种疾病之危害，其害更深重矣！

　　历年来我以婴幼儿太极按摩为主，配合中药、针灸等中医方法，从未用过一分钱西药，治愈了数以万计的小儿常见多发病、疑难顽症，而且都能彻底增强体质，健康成长。其中有权威医院认定为绝症的哮喘、白血病、脑瘫（五迟、五软、痿证）患儿。一例腹痛患儿走遍各地大医院，做过3次腹腔手术，用过诸多中西药，5年半以来仍天天腹痛在地上打滚，她父亲学会按摩后单独按摩治愈了。四川一个1岁2个月急性白血病患儿，医院认定只有3个月存活期，入院费要30万元，教会他母亲按摩配合中药也治好了。一小儿10个月的重症肺炎用针灸、按摩配合中药，2天彻底治好。近十年来，我不仅培训医生用此法治病，也教习很多个母亲学会保健按摩，均收良效；并到山西中医学院及北京、上海、乌鲁木齐等地讲学。我更希望推广到全世界，让每个母亲都学会太极保健按摩，让所有儿童远离抗生素，健康成长！

婴幼儿太极按摩，为先师任化天发明的一种在小儿肚脐的轻手按摩，我相继悟出这是一个共振力学原理的作用，师徒两代历90年临床验证总结出的一个疗效好，无痛、无副作用，安全舒适的独特疗法。

脐为太极，生命之根蒂，张介宾《类经图翼》说"夫生之门即死之户"，所以人之盛衰皆系于此，以其为生命之源，内有肾间动气，通百脉，布五脏六腑，内走脏腑经络，使百脉和畅，毛窍通达，上至泥丸，下至涌泉……这肾间动气即命门之火，生命之源，此虽为至阴之地，而实为元阳之宅。

生命出生的第一信号是"哭"！这"哇"的一声落地打开肺门而呼吸，靠肾间动气的翕辟之机而鼓动了肺的呼吸之机，进行着整个生命的升降出入运动，完成各种气化功能，维持人的生命活动。生命的第二信号是吃，即"吮乳"，所食水谷食物（乳汁）靠脾胃的升降出入运动化腐生成营卫气血，为后天之精。《读医随笔》说："升降出入者，天地之体用，万物之橐蘥，百病之纲领，生死之枢机也。其在病机，则内伤之病多病于升降，以升降主里也；外感之病，多病于出入，以出入主外也。"而脾胃的升降出入运动，为人体升降出入运动的枢机。没有脾胃的升降出入运动，则清气不能输布，后天之精不能归藏，饮食清气无法进入，废浊之气不能排出。元气是生命活动的能力，右肾命门相火蒸腾左肾真水（先天之精），产生了元气，由三焦相火输布全身，少阳相火蒸腾了脾胃所食之水谷，化腐生成营卫气血为后天之精，一是补充了先天之精，二是与肺呼吸的清气合而为宗气，通过血脉辅佐心之君火，供全身的营养使用。

综合人体的生命能力，为精气神所主，脾肺肾与精气神关系又最为密切，而这些生理活动都是靠升降出入运动来完成。升降有序，百病不生；升降失和，百病蜂起。这种象比理论与事实和天地阴阳二气息息相通，清升浊降，使人体得养，阴平阳秘，又调节了人与大自然环境的动态平衡，保持了人在大自然中的生存能力。这种能力，也就是人的自我修复能力。

共振原理在我国古代称为同声相应、同气相求之理。婴幼儿太极按摩即是通过这种手法在脐部按摩，鼓动呼吸翕辟之力，在不打乱本

附

篇

179

来的生命运动状态下，同步提高了人的本能运动能力，发挥了人体最大的潜在能量，增强了自调能力：培扶元气，鼓舞中气，增强气化功能，阴平阳秘，精神乃治。

世界卫生组织统计认为：75%的人群是亚健康状态，亚健康是大多数慢性疾病的前状态，若忽视而长期积累，必将会埋下隐患，甚至造成英年早病、早逝，这对个人、家庭、社会都是极大的损失。而西医学是一种结构联系功能、结构和功能统一为基础的理论体系，对于发病率高，无器质性病变，无确定病因或病因不明，属功能性改变而无病理改变，这一复杂的症状为特点的亚健康状态，则凸显出其理论认识上的困惑和不足，应对的有效对策和手段相当有限。

中医认为，阴阳平衡是健康的标志。天人合一的动态平衡即"阴平阳秘，精神乃治"。从健康到亚健康到疾病直至死亡，是个连续的渐进过程，是人体的阴阳平衡到阴阳失衡、到阴阳离决的动态变化过程。亚健康即是从健康到已病的过渡状态，即未病状态。保健的理念则是调整未病的阴阳失衡状态。只有中医才有这个优势，婴幼儿太极按摩就是这个优势中的最佳医术。婴幼儿基于他的生理特点，即脏腑未臻完善，发病容易，变化迅速；又因为脏腑清灵随拨随应，效果极佳。

婴幼儿太极按摩的手法简易好学，于医疗保健一体卓效，每个母亲都能学会运用而推广之，对降低全球儿童发病率极有应用之价值。

一个水蒸气的理念发明了蒸汽机，产生了第一次工业革命。蒸汽机导引出了内燃机、涡轮机、喷气式飞机、火箭等一系列重大发明。但愿这个以人体升降出入的气的运动为基础发明的、以共振原理为理念的婴幼儿太极按摩，能以中医理论体系引发一场新的医学革命，引发出人体健康的内燃机、火箭……从儿童做起，使人们健康长寿！

哥白尼的"天演论"认为地球是圆的，400年后才被承认，而且付出了布鲁诺、伽利略的坐牢和生命的代价；蒸汽机从发明到普遍应用也备受各种阻力，延续了一百二十多年。大道至简，源于中医的气与气机而发明的婴幼儿太极按摩，与中医的崛起也将息息相通、相辅相成。在当今的信息时代，中医走向世界在即，中医万岁！！！

# 婴幼儿太极按摩之正本清源

先师任天化曾告诉我，他一生精读了59部儿科著作，研习了诸多小儿推拿著述，终身致力于小儿推拿治病，而临床常感不力。自悟出太极按摩后，虽一术而施，却效果显著。他曾经感慨地说："妙哉！太极，余生平治病独用此一穴取胜，从来医者所忽视没有知道的！"经过多年的摸索，他总结了一套感性认识的理论基础。先师在20世纪60年代的相关著作里就定名为"太极按摩"。他曾在地市、县级医院从事临床工作12年，因对手法的操作还未上升到理论上的认识，而困惑不能广为传播。

先师79岁收我为徒，意将我磨炼栽培成正果，继承他的医术。我们住得相隔一座大山，来回60公里，我跑了10年，他从意志力、悟性、德行等方面对我全面认可，才教习我传统小儿推拿和太极按摩的真谛。但他只让我用太极按摩给小儿治病，要求进一步摸索发挥其优势。后来我悟出太极按摩的手法是共振的力学原理，并讲给他听，他语重心长地嘱咐我说：将来一定要流传于世！

尊师教于临床对每个不同病证轻重不同症状的病例摸索、体会、验证，单独按摩或结合针灸、中药等，总结了一套对常见病、多发病施治简便、疗效好的治疗方法，攻克了很多疑难重症、杂症。诸如现代医学认为已发展到支气管扩张、心衰、肺纤维化的哮喘，需要做手术的巨结肠，肠痉挛、肠扭转、肠套叠引起的急性腹痛，多动症，抽动症及各种不同程度的脑瘫（五迟、五软、呆滞），白血病，抽搐等，大都能经单独按摩或配合中药而治愈。他还从病因、病机、病理的变化进行深入研究，进而提出：通过太极按摩能培扶元气、鼓舞中气、壮旺呼吸，充分发挥人体潜在的能量，提高自我修复能力。从升降出入的角度看，对脏腑功能升降失调的病变有独特疗效，由出入引发的

附
篇

181

病变有辅助治疗的意义。而且只要能真正学好太极按摩手法，也可作为保健按摩，确保婴幼儿少生病、健康成长的一种有效途径。

为光大先师之业，我曾做过各种不同的尝试。1980年，经中国佛教协会副会长巨赞法师（国家政协委员）弟子傅伟忠的引荐，向巨赞法师讲述了太极按摩治病的原理后，他很赞成，要我写成论文由他向卫生部（现国家卫生与计划生育委员会）举荐。后我为此事赴京，途经太原，因故未能成行，将论文交给山西省卫生厅中医处杨处长，批示让县卫生局审评鉴定，未果而搁置。2002年4月，《山西中医》杂志增刊摘发了我的论文，我即上书卫生部，愿将此技献给国家，服务婴幼儿。遂被批转给山西省卫生厅中医局。文渊局长接见我并了解情况后，安排我在一个医院里进行临床观察总结，又安排我在山西中医学院，解决食宿问题让我写书，并出资15000元帮我出版了《婴幼儿太极按摩》一书。

中国中医药报、央广健康栏目及省、地报刊、电视台等各种媒体相继报道，我也应邀在山西中医学院给全科医生培训班授课。曾到北京、上海、深圳、福州、乌鲁木齐等地讲学传授。与此同时，却发现为名利而剽窃、作假、侵权骗人者大有人在。造成的后果，砸牌子、毁誉婴幼儿太极按摩的学术成果是小，而损坏婴幼儿健康的社会问题令人发指，其典型者莫过于四川的杨某——某少儿推拿流派的作梗行为，其思想意识败坏，手段之卑劣，无所不用其极。把一些偶合的反应，牵强附会为太极按摩的独特疗效，造成假作真时真亦假的不良局面，让人痛心疾首！

这些人把太极按摩看得太简单化了，只看到一个呼按吸提的描述，就像看见别人拉二胡一样，只看到把弓子来回拉，你照样子拉就会了吗？更有把太极按摩换了个名字，而还用的是太极按摩的经典术语，说是他自己流派的特色。又若同把别人的小孩抱回自己家，另起个名字，换一身衣服就成了你的孩子吗？

我有国家工商管理总局注册商标，有推广中心的营业执照，凡未经我培训学习过而授权的都是假的。

老子《道德经》语："大道至简，衍化至繁……大道至简，知易难行。"

共振能传递能量、积累能量，是一个由量变到质变的过程，是宇宙间一切物质运动的一种普遍规律，人及其他的生物也是宇宙间的物质，当然共振也是普遍存在于这些生命中了。

宇宙间的能量积累到一定程度形成大爆炸，产生了日月星辰。近年来以台湾"中央研究院"物理所王唯工教授为首等人提出的血液循环的共振理论，补充解释了现代循环生理学理论无法解释的现象，并将此理论应用到中医学，用以解释中医学许多理论与现象，比如气血、五脏六腑、宗气、气聚膻中、心肾不交等，进而提出共振是血液循环的动力。

所以，共振从人体生命科学上来讲，还处在边缘科学的阶段，我们所做的太极按摩，只不过是在生命的原始点肚脐部位，施用一个产生共振的力的作用，鼓动了全身同步提高的效应，而得到可观的疗效，能起到抛砖引玉的效果也就不错了。我一生尊师重教只研究这一个手法仅知皮毛，作梗者也太自负了吧！

请能正本清源，学好正宗的婴幼儿太极按摩再去教人！

# 我国的小儿如何才能少生病、健康成长

先师曾告诉我，"客观环境影响了疾病的发展过程"，这种对天人合一理念的总结，对我一生的中医儿科临床实践极富指导价值，因而我对现在小儿发病率不断增高、体质日趋下降有所见解。

## 一、养育、调护失偏

现在的小儿大都是独生子女，过于溺爱，厚衣褥裤，任性恣食，少于户外嬉戏活动，降低了与大自然的适应能力。在这一方面城市小儿尤甚于农村，因而城市的小儿体质比农村的小儿体质低下，容易发病。就是城市也有区别，富有的、条件好的家庭，就比贫穷的、条件差的小儿容易生病。有个1岁多的小儿，家长来看病时说，我的孩子每天营养也不算少，牛肉、猪排、鸡块、鹌鹑蛋、鱼、虾、奶粉、米粉……都配比食用，怎么老吃不胖，还容易生病？我说一岁多的小儿就不能给肉食，你还给那么多，怎么能消化得了？她辩驳说，那短一种肉就短一种营养咋办？我直截了当地说，你看捡破烂的、卖菜的娃娃不容易生病，你问他们怎么办你也怎么办。一4个月幼儿，因吐泻来诊，诊后告其因伤食所致，其母说，本来孩子很正常，她却到某医院检查看缺什么不缺。医生说缺营养，她问敢吃肉不敢，医生说肉有营养咋不敢吃，于是就每天给点肉食而弄巧成拙了。一20天小儿，因吐乳求去家中诊治，诊后告其是因吃奶过于频繁所致。嘱其百日内3小时喂一次奶，百日后逐渐延长到4个小时喂一次。次日复诊见轻，又嘱定时喂养就痊愈了。不几天又来求治，一看又是喂乳频繁所致。其母辩驳说，我每天8次都按时喂乳，说时拿放在床上的本子让我看，几点几分至几点几分，哪怕小婴儿睡着都要叫醒喂奶，这种机械的办法却颠倒了阴阳。一10个月小儿，因发烧反复不愈来诊，时值4月份，春暖了，小儿外裹被子，穿的羽绒服，层层褓褓，一身汗淋淋的。指出不要厚衣褓褓，却说我家有电暖器、空调……还有众多的小儿来诊，家人常说他们用的是纯牛奶、酸奶、进口奶粉、补钙、补锌、补铁、米粉、莲子粉、这种肉泥、那种菜泥以及诸多的保健药，小儿看病时大都带有零食……

现在人民生活富裕了，独生子女娇生惯养，失去了顺应自然的、正常的生长发育规律，意欲用促苗助长之法，却得到拔苗助长之害。

历代中医儿科学家总结"小儿若要安，常着三分饥与寒"。所谓三分饥，不是让小儿受饿。小儿生长发育快，营养需求量相对于成人高，而小儿脾胃功能又弱，这就成了一个矛盾。为了满足营养的需要，往往暴饮暴食，每遇可口饭菜或断乳前后更为突出，使脾胃无力消运，或恶性循环致脾胃更损，诸多疾病蜂拥而来。而三分饥使之总有需求感，保持了一个旺盛的消化态势，所食之物消化吸收良好，才能确保正常生长发育的营养需要。所谓三分寒，不是让小儿受寒受冻。小儿皮薄肉嫩，卫外功能差，容易出汗，若更衣、外出或气候突变之时，易着凉感冒。穿戴薄一点，使之经常能随外界的气候变化得到锻炼，增强抵邪能力。

很多家长带小孩看病来说，他们的小孩在家身体还好些，一进幼儿园就生病，还有的说他们的小孩是给幼儿园做贡献哩，交了学费一学期却因病去不了几天……通过大量的临床观察发现，家长大都是从现代的营养学观念安排食谱。一个幼儿园老师给小儿看病来说，她的孩子所在幼儿园，每周定一个食谱，全都是管理总部订单发给各园的。发香肠一人一根，肉类、水果全都按份分配。因而有的小孩体质适应了，就成为营养，不能接受的反致成病。因为人是生物体而不是机器，人体的适应能力是有条件的、可变的。再如酿酒工业是微生物工程，需要外界因素的变化来适应它的发酵条件。诸如温度、湿度、光、时间等各种因素互相变化才能发酵成功，若用机械工业的图纸方法去框套它，那就完全错误了。

## 二、药害

首先是滥用抗生素，几乎损坏了全国小儿的身体健康，再加上失治、误治的以及各种药物的毒副作用，是小儿发病率增高、体质日趋下降的主要原因。而在就医选择上，家长一见有个风吹草动的小病，就急于去大医院，本来通过调理或用民间的验方就能解决的小病，而要去大医院输用大量的抗生素。

中国人也不是永远不会觉醒这一点的，现在的人们都已知道应该远离抗生素，而行为上却还在依赖抗生素，甚至医生们的使用率还在上升。有十几个大医院的护士、医生、专家的小儿来找我看过病。我问他们为什么找我看病，他们说不愿使用抗生素。我说你们不愿给自己的小儿用抗生素，为什么给别人的小儿使用？答曰：没办法，没有效益……我在"滥用抗生素——新的国难"一文中提到滥用抗生素损坏婴幼儿健康，百倍于鸦片毒害中华民族。如果明知不对，或者为了"效益"而故意使用，则比日本鬼子还坏，把中国当作了合法的细菌战试验的大集中营了。

患者来求诊的另一个急切的心理，常说我们也不愿再使用抗生素治病，但是找谁去呢？找中西医结合的，怕以西医为主还要输液，找纯老中医，七八十岁以上的没几个了，找到了我这个民间的土郎中，又是房子太小，太简陋了，不是专家……

## 三、观念转移，政策偏颇

今人盲目地学习西方的"科学"，废弃了中医国粹文化的传承，模糊了科学的概念，西化了中国人的脑子，机械地搬用，而不是从我国的国情出发，把民间的验方视为土法，把天人合一的理念称为不科学。西医没学好，中医丢了，乱套了。我在省中医学院给全科医生培训班讲课后，听过我讲课的太原市一个社区医生给我送过几次病人。有一次来说，这个小儿准是肺炎，我听肺上的啰音很重，四五天了，高烧、咳喘还是解决不了。我诊后说不是肺炎是伤食发烧，一剂药主要症状都控制住了，她还是不服，我说你不用锤子把你的听诊器砸了，永远学不会中医。一小儿患扁桃体肿大、化脓，高烧不退。该小儿的舅舅是上海某大医院的博士后大夫，屡治无效，小儿之母求治于我。告知该大夫（姐弟关系），这个博士后还说，姐姐你就是把中医和西医比作一张白纸和黑纸放在一块，我还是不相信中医。专家如此概念，群众若何？西化了的中国人的脑子，又不能随着中国的国情变通运用西医。现在人们虽亦有所醒悟，决策者能拭目定向，然而已经根深蒂固了，难以大刀阔斧！

### 四、答家长提问

临床中，常有家长提出诸多问题要求解疑，此就主要问题解答之。

**1. 问：脾虚是怎么回事？什么原因造成的？**

答：中医所指的脾，实际是指小肠的吸收功能。胃主受纳水谷而降，脾主运化吸收营养以升。降就是把胃受纳的水谷传送到肠道，经过消化吸收，把糟粕排出体外。升就是把吸收的营养物质输送到全身，供生命活动使用。脾虚就是无力消运、顺应胃的正常升降出入运动，也叫脾胃不和。

造成脾虚的原因，第一是大量使用抗生素的后果。因为脾的运化功能，就是西医所说的肠道有益菌分解食物及肠动力学等。抗生素同时杀灭了肠道的有益菌族，形成了脾运无力。若抗生素损及肝肾，又可形成肝气犯脾、肝脾不和，肾阳虚衰无力煦脾使脾阳乏运，都可造成脾虚。

第二是饮食无节，寒热无度，超过了脾胃的负荷，久之使脾胃功能低下，形成了脾虚，还有先天因素等。凡见脾运乏力者皆称为脾虚。平常我们所说的脾虚，实际包括了脾胃功能低下的综合表现。

已经形成脾虚的小儿，首先要查明致虚之因，必须要从病因上阻

附
篇

断，尤其饮食调养最为重要，少进食或不进食肥腻、煎炸、寒凉食物，再通过中医内服药物，外治综合调理，循序渐进使其康复。就像庄稼禾苗一样，已经黄萎了，总不会上一碗化肥、倒一桶水，明天早上就会长壮。

**2. 问：怎么我的小孩一进医院，总是咽炎、扁桃体炎、支气管炎、肺炎……是什么原因造成的？怎样才能少得炎症？**

答：西医所说的炎症，中医说是有火了，是阴阳失调的一种阳性体质，激变在某一部位的表现形式。小儿本属阳性体质容易上火，就是人们常说的炎症。除此之外，还有诸如口腔炎、肠胃炎、尿道炎、关节炎等。中医的升降出入运动学说认为，升降失调，多发生内脏失调的病变，出入失调可使外邪侵入人体，内外因致病之偏盛偏衰。某一局部激变常有火的概念，中医是运用整体观进行认病治疗的，调整脏腑阴阳平衡，祛邪外出，阴平阳秘，气血畅通，这种"火"也就没有了，炎也就消了。

**3. 问：我的小孩反复扁桃体肿大、化脓、发烧，西医说非切除不可。用中医治疗不切除行不行，能否彻底治愈？**

答：扁桃体在咽喉的两侧，咽喉是肺胃两家的门户，起着抵邪入侵的作用。所以外感内伤致肺胃有热邪，都可熏蒸咽喉，使扁桃体瘀血肿大、化脓、发烧，瘀血不散，也可引起发烧。中医都可找到致病之因，通过祛邪、消肿、化瘀、散结诸法都可治愈。至于已成慢性，也可通过调整全身功能，加上局部症状的对症治疗，皆可慢慢消除，不需切除。切除了，对身体而言就少了一道防线。

**4. 问：我的小孩总是流黄鼻涕，西医说是鼻炎却治不好，为什么？**

答：西医说的鼻炎，类似中医说的鼻渊，常流黄涕，多是胃有热邪熏蒸的结果，晚上临睡觉时吃饱饭，容易造成此症。只要改变生活习惯，睡前少吃或不吃，不用治疗就好了。

**5. 问：我的小孩经常大便干燥或秘结、经常上呼吸道有炎症怎么办？**

答：大便是消化系统最后的总结，大便不正常，消化系统也就不正常了。大便干秘是大肠部位的病变。大便秘结有阳秘和阴秘之分，阳秘就是有火，肺与大肠相表里，大肠有火则反映在肺经亦有火，所以常伴有上呼吸道的炎症。大便秘结是一个很复杂的症状，涉及五脏六腑的失和而调治较难。但只要主次分明，逐层求本调治，一般都能治愈。

**6. 问：我的小孩到医院总是说缺钙、缺锌、缺铁、缺某种维生素，补又补不上，咋办呀？**

答：你先让医院化验你家的饭食缺什么？如果饭食不缺这些东西，那为什么会缺这缺那呢？关键是小儿的脾胃功能失调，吸收能力差，中医通过调理脾胃，增强了吸收能力，升降出入功能正常，一般地说，就不会缺什么了。

**7. 问：为什么我的小孩反复感冒、肺炎……免疫力低下，成了易感儿，怎样才能够健康成长？**

答：西医说的免疫力，如同中医说的正气，正气是生命活动能力的现象。这种能力来源于营养的供给，营养充足在于脾胃功能旺盛的态势，《内经》说的"脾胃为后天之本，气血生化之源"，就是这个道理。所以明代万全说："脾胃虚弱，百病蜂起，脾胃壮实，四肢安宁。故调理脾胃者，医中之王道也。节戒饮食者，却病之良方也。"张景岳说："世未有正气复而邪不退者，亦未有正气竭而命不倾者。"只要脾胃的升降出入运动正常，自然形成了一个良性循环，提高了正气的抗病能力，小儿就能够健康成长了。

# 跋

　　夫医道者，王道也。医道乱，则国乱。欲治其国，必先正其医道之乱。滥用抗生素，余仅于儿科临床中见悟，斯成新的国难。况乎于成人，国人整体之受害，其害更深重矣！此国难，当关系国家兴亡、民族振兴之大业。而国家兴亡，匹夫有责，医者以治病为天职，失其天职之责应知惭愧，奈何他人尔？欲唤醒国人观念之转移，为医者坚守医疗之阵地，指引救治疾苦之民众，责无旁贷。诚然，国家立法条规故当重要，匹夫之责更应力行。吾师徒两代历尽90年之临床验证婴幼儿太极按摩，以其保健理念推广之，且每个母亲都能学会保健应用，实有推广之价值。从基层实施，源头治理，确保婴幼儿少生病，健康成长，不去或少去医院了，岂不远离了抗生素？

　　国人观念之转移，见怪种种，明知滥用抗生素有害，却又一味追求。所见之怪，愈是富有，更甚追求。升级进口药物选择，戕害稚幼。其体质之损坏，见有两三个月进一次医院，甚而半月一月反复住院，可悲！可叹！外国发明之"神丹"限制使用，我们却滥用追求，见怪不怪，熟视无睹，国难成矣！

　　自西医进入国门，中医则处于被动地位。何曰？始从鸦片战争，国人吃了洋枪洋炮之亏，一个牛顿力学理论，刺伤了我们五千年之文明底蕴，一味追求西方科学理念，丧失了民族自尊心，大好国粹不珍惜，以西医的"科学"二字高谈阔论中医，形而上学地否认超前思维、博大精深、整体观之中医理论。中医治好了病，只能是经验云云……因而西医涉难之证，只能让中医试试；西医治而遗留之后患，总推让中医调理调理；遇有急危重症，中医须等待西医先行而后施之。西医有权下病危通知，中医又往往处于责任不敢力挺应诊……

中医真是慢郎中吗？一针而起死回生，一药而病愈康复，又作何讲？岂知中医之神奥，非西医能识之，易而推广之。譬如，一个青霉素之发明，全世界懂西医者都会使用，中医则面对同一病证，使用同一方药，又会因人因时而异，医者思路不同则效果不一。而传统之中医，其独到绝招又往往秘而不传，各有所持，辐射覆盖面有限，我们应该挖掘、发挥并推广之。

中医历受百年冲击与创伤，元气大伤，后继乏人，全面延续中医市场之盛状亦不复存在。吾仅从民间拾零儿科点滴，生存在"盛世"之西医空间，谈何容易？想以其疗效让国人认可而呈现盛状，望能桴鼓之应。

处于特定之人生历程，余于坎坷之途民间行医治病。近期运城地区松绑民间中医，所幸中了"状元"。谈何容易，敢于率先冲锋为中医事业力挺开先河，使中医看到了希望，有益国人，善哉！善哉！但愿能见到举国响应，且由松绑进而解绑。一石激起千重浪，让中医事业重整旗鼓，重展雄风，澎湃于世界！

苏永泉

2012 年 5 月

跋

191

# 方剂名录

**二　画**

七味白术散《小儿药证直诀》 藿香　木香　葛根　人参　白术　茯苓　甘草

**三　画**

下乳通泉散《清太医院配方》 熟地黄　当归　白芍　川芎　柴胡　青皮　花粉　漏芦　桔梗　白芷　穿山甲　王不留行　甘草

三拗汤《太平惠民和剂局方》 麻黄　杏仁　甘草

千金牛黄散《寿世保元》 全蝎　僵蚕　朱砂　牛黄　冰片　明天麻　黄连　胆南星　甘草

小青龙汤《伤寒论》麻黄　桂枝　白芍　炙甘草　干姜　细辛　五味子　半夏

万氏肥儿丸《幼科发挥》 人参　白术　茯苓　山药　莲子肉　当归　青皮　木香　砂仁　使君子　神曲　麦芽　陈皮　桔梗　炙甘草

**四　画**

六君子汤《校注妇人良方》 人参　炙甘草　白术　茯苓　陈皮　制半夏

六味地黄丸《小儿药证直诀》 熟地黄　山茱萸　山药　茯苓　牡丹皮　泽泻

止咳散（经验方） 陈皮　半夏　厚朴　茯苓　桂枝　生黄芪　代赭石　蜈蚣　甘草

牛黄夺命散《证治准绳》 白丑牛　黑丑牛　大黄　槟榔

六一散《伤寒标本》 滑石　甘草

升陷汤《医学衷中参西录》 黄芪　山茱萸　桔梗　柴胡　升麻知母　甘草

五苓散《伤寒论》 白术　猪苓　茯苓　泽泻　桂枝

## 五　画

四君子汤《太平惠民和剂局方》　人参　白术　茯苓　炙甘草

乌药散《小儿药证直诀》　乌药　白芍　香附　高良姜

玉屏风散《世医得效方》　黄芪　白术　防风

龙骨牡蛎救逆汤（经验方）　龙骨　牡蛎　白芍　甘草

四叶二陈汤（经验方）　南瓜叶　丝瓜叶　苦瓜叶　荷叶　梨皮　西瓜皮　冰糖适量

平胃散《太平惠民和剂局方》　苍术　厚朴　陈皮　甘草　生姜　大枣

四神丸《校注妇人良方》　补骨脂　吴茱萸　肉豆蔻　五味子

## 六　画

导赤散《小儿药证直诀》　生地黄　木通　竹叶　甘草

厌食祛瘀汤（经验方）　赤芍　桃仁　连翘　川芎　甘草　红花　生大黄　山楂

当归六黄汤《兰室秘藏》　当归　生地黄　熟地黄　黄连　黄芩　黄柏　黄芪

异功散《小儿药证直诀》　人参　白术　茯苓　甘草　陈皮

## 七　画

沙参麦冬汤《温病条辨》　沙参　麦冬　玉竹　生甘草　桑叶　白扁豆　天花粉

良附丸《良方集腋》　高良姜　香附

## 八　画

参附汤《世医得效方》　人参　附子

征逆丹（经验方）　姜半夏　代赭石　旋覆花　茯苓　甘草

参苓白术散《太平惠民和剂局方》　人参　白术　茯苓　桔梗　山药　甘草　白扁豆　莲子肉　砂仁　薏苡仁

青梅散（经验方）　青黛　梅花冰片　生石膏　硼砂　人中白　黄连　大黄　黄柏　制乳香　制没药　川芎

河车八味丸《幼幼集成》　紫河车　大生地　净枣皮　粉丹皮　宣泽

泻　嫩鹿茸　白云苓　淮山药　川熟附　青化桂　北五味　大麦冬

参附龙牡救逆汤（经验方）　附子　人参　龙骨　牡蛎　白芍　甘草

## 九　画

独参汤《景岳全书》　人参

香砂六君子汤《张氏医通》　人参　白术　茯苓　炙甘草　半夏　橘皮　木香　砂仁　生姜　乌梅　大枣

保元汤《博爱心鉴》　黄芪　人参　甘草　肉桂　生姜

胎毒散《经验方》　锦纹大黄　粉甘草　辰砂

茵陈蒿汤《伤寒论》　茵陈　栀子　大黄

荆防败毒散《摄生众妙方》　荆芥　防风　羌活　独活　柴胡　前胡　枳壳　茯苓　桔梗　川芎　甘草

保和丸《丹溪心法》　山楂　神曲　半夏　茯苓　陈皮　连翘　萝卜子

养阴清肺汤《重楼玉钥》　生地黄　麦门冬　生甘草　薄荷　玄参　贝母　牡丹皮　炒白芍

养胃增液汤（经验方）　石斛　乌梅　北沙参　玉竹　白芍　甘草

枳实导滞丸《内外伤辨惑论》　大黄　枳实　炒神曲　茯苓　黄芩　黄连　白术　泽泻

## 十　画

消风导赤散《医宗金鉴》　生地黄　赤茯苓　牛蒡子　白鲜皮　金银花　薄荷　木通　黄连　甘草　灯芯

通乳丹《傅青主女科》　党参　黄芪　当归　麦冬　通草　桔梗猪蹄

桂枝汤《伤寒论》　桂枝　芍药　生姜　炙甘草　大枣

消乳丸《证治准绳》　香附　神曲　麦芽　陈皮　砂仁　炙甘草

柴葛解肌汤《伤寒六书》　柴胡　葛根　羌活　石膏　黄芩　白芷　桔梗　白芍　甘草　生姜　大枣

桑菊饮《温病条辨》　桑叶　菊花　杏仁　桔梗　芦根　连翘　薄荷　甘草

流感方（作者经验方）　柴胡　葛根　黄芩　生石膏　羌活　姜半

夏　金银花　大青叶　贯众　牛蒡子　酒大黄　车前子　甘草　生姜

速效止咳汤（经验方）　炙冬花　炙僵蚕　炙全蝎　炙罂粟壳　川贝母　桔梗

## 十一画

理中丸《伤寒论》　人参　白术　干姜　炙甘草

麻杏石甘汤《伤寒论》　麻黄　杏仁　甘草　石膏

银翘散《温病条辨》　金银花　连翘　豆豉　牛蒡子　薄荷　荆芥穗　桔梗　甘草　竹叶　鲜芦根

清咽利膈汤《外科正宗》　连翘　黄芩　生甘草　桔梗　荆芥　防风　山栀子　金银花　薄荷　黄连　牛蒡子　黑玄参　赤芍　生姜

清热泻脾散《医宗金鉴》　炒栀子　煅石膏　姜黄连　生地黄　黄芩　赤茯苓　黄连　炒神曲　炒麦芽　使君子　甘草　泽泻　灯心草

清肺止咳饮（经验方）　前胡　杏仁　浙贝母　桔梗　橘红　桑白皮　枳实　炒莱菔子

黄连温胆汤《六因条辨》　黄连　半夏　陈皮　茯苓　甘草　生姜　竹茹　枳实

麻子仁丸《伤寒论》　麻子仁　杏仁　芍药　枳实　厚朴　大黄　白蜜

## 十二画

集成沆瀣丹《幼幼集成》　川芎　酒大黄　黄芩　黄柏　黑牵牛　薄荷　滑石　槟榔　枳壳　连翘　赤芍

集成定痫丸《幼幼集成》　官楝参　漂白术　白云苓　真广皮　南木香　真龙齿　赤金箔　镜面砂

普济消毒饮子《东垣试效方》　黄芩　黄连　人参　橘红　玄参　生甘草　连翘　牛蒡子　板蓝根　马勃　白僵蚕　升麻　柴胡　桔梗

葛根芩连汤《伤寒论》　葛根　黄芩　黄连　炙甘草

普通感冒方（作者经验方）　柴胡　葛根　羌活　石膏　黄芩　白芷　白芍　桔梗　莱菔子　牛蒡子　滑石　酒大黄　生姜　大枣

**十三画**

新加香薷散《温病条辨》 香薷 厚朴 连翘 金银花 鲜扁豆花

**十八画**

藿香正气散《太平惠民和剂局方》 藿香 苏叶 白芷 桔梗 白术 厚朴 半夏曲 大腹皮 茯苓 陈皮 甘草

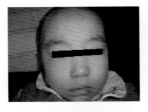
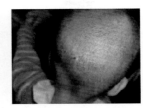
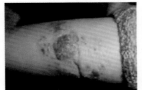
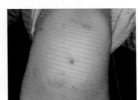
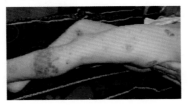

彩图 1　胎毒（治疗前）

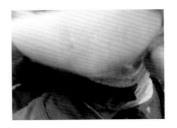
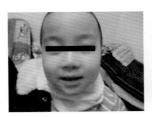
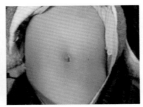

彩图 2　胎毒（治疗后）

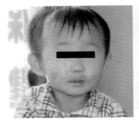
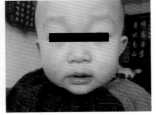

彩图 3　其他见例

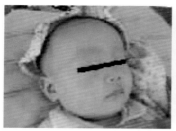 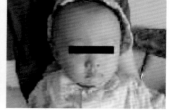

彩图 4　风疹（治疗前）　彩图 5　风疹（治疗后）

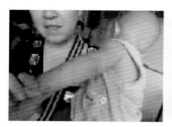 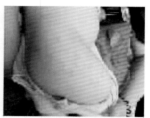

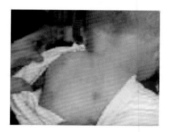

彩图 6　其他见例

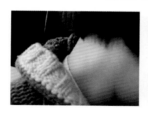 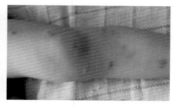

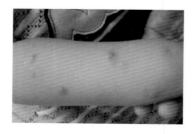

彩图 7　疖肿